Yoga in der Schwangerschaft

JEANETTE LUFT

Yoga in der Schwangerschaft

gestärkt
geliebt
geschützt

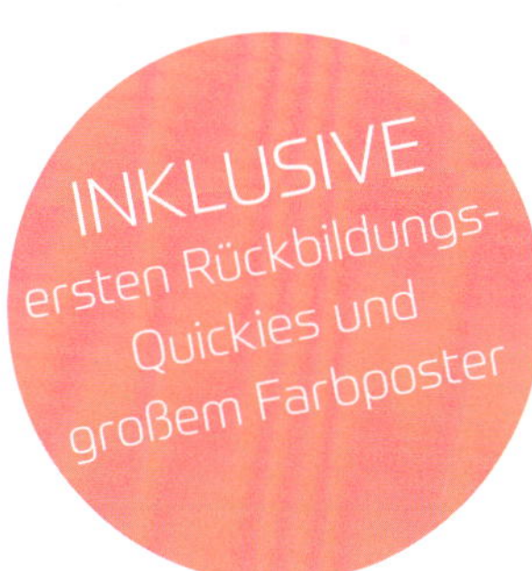

Haben Sie Fragen an den Verlag?
Anregungen zu unseren Büchern?
Erfahrungen, die Sie mit anderen teilen möchten?

Besuchen Sie unsere sozialen Netzwerke:
www.mankau-verlag.de/forum

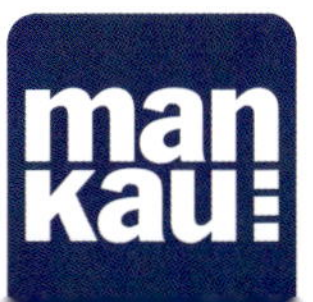

Impressum

Bibliografische Information der Deutschen Nationalbibliothek
Die Deutsche Nationalbibliothek verzeichnet diese Publikation in der Deutschen Nationalbibliografie; detaillierte bibliografische Daten sind im Internet über http://dnb.d-nb.de abrufbar.

Jeanette Luft
Yoga in der Schwangerschaft
Gestärkt – geliebt – geschützt
ISBN 978-3-86374-685-8
1. Auflage Mai 2023

Mankau Verlag GmbH
D-82418 Murnau a. Staffelsee
Im Netz: www.mankau-verlag.de
Soziale Netzwerke: www.mankau-verlag.de/forum

Lektorat: Redaktionsbüro Julia Feldbaum, Augsburg
Endkorrektorat: Susanne Langer-Joffroy M. A., Germering
Gestaltung Umschlag: © Andrea Janas, München, andreajanas.com
Layout, Gestaltung und Satz: lydiakuehn.de, Aix-en-Provence, Frankreich

Bildnachweis:
Fotoproduktion inkl. Retusche: © **Tine Marschall** www.tm-frei.de
außer: © **Lydia Kühn** Designelemente
© **stock.adobe.com** Bildrahmen: AK-DigiArt; 25: Mikhaylovskiy; 26: pikovit; 27: iuliiawhite; 28: bearsky23; 33: maxbelchenko; 34: magemasher; 38: LuckySoul; 39: Мария Архипова; 47: Tasneem H/peopleimages.com; 57: Kitja; 59: Sarah C; 67: ucchie79; 71: Dragana Gordic; 74: fizkes; 78: tan4ikk; 86: james lucas/EyeEm; 90: sosiukin; 96: Gabriel; 98: Thanumporn; 103: Cristina Conti; 132: Carlos Caetano; 154: adrian_ilie825

Druck: Westermann Druck Zwickau GmbH, Zwickau/Sachsen

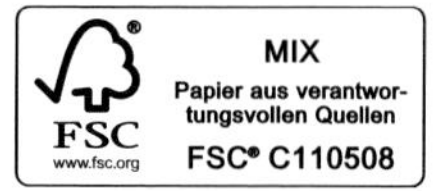

Aus Gründen der leichteren Lesbarkeit wird im vorliegenden Buch die gewohnte männliche Sprachform bei personenbezogenen Substantiven und Pronomen verwendet. Dies impliziert jedoch keine Benachteiligung des weiblichen Geschlechts, sondern soll im Sinne der sprachlichen Vereinfachung als geschlechtsneutral zu verstehen sein.

Hinweis für die Leser/innen:
Die Autorin hat bei der Erstellung dieses Buches Informationen und Ratschläge mit Sorgfalt recherchiert und geprüft, dennoch erfolgen alle Angaben ohne Gewähr. Verlag und Autorin können keinerlei Haftung für etwaige Schäden oder Nachteile übernehmen, die sich aus der praktischen Umsetzung der in diesem Buch vorgestellten Empfehlungen ergeben. Bitte suchen Sie bei Erkrankungen einen erfahrenen Arzt/eine Ärztin oder einen Heilpraktiker/eine Heilpraktikerin auf.

Inhalt

Wenn es *so weit ist...*

Gestärkt in die Geburt

Der Atem – *Mein wichtigster* Begleiter

Yoga-Übungssequenzen

Yoga für Körper, Geist und Seele

Für die Zeit danach

Rückbildungs-Ratgeber

Yoga-Wunderkiste

Vorwort

Die Schwangerschaft ist eine Zeit des Wachstums. Die Kraft der Frau, neues Leben zu erschaffen, lässt mich immer wieder staunen. Eine minikleine Eizelle entwickelt sich in nur vierzig Wochen zu einem Menschlein mit allem Drum und Dran. Ein wahres Wunderwerk und eine so ergreifende Zeit im Leben einer Frau. Egal was man über Schwangerschaft und Geburt schreibt, diese Ereignisse sind doch so viel größer, als wir es je in Worte fassen könnten. Es verwundert nicht, dass in dieser außergewöhnlichen Lebensphase Körper, Geist und Seele der Frau eine besondere Aufmerksamkeit benötigen. Alle Aspekte des Urweiblichen dürfen gelebt werden.

Körperlich betrachtet erlebst du in der Schwangerschaft einen absoluten Schleudergang. Ein präzises Zusammenspiel von Hormonen, Organen, Stoffwechsel und Immunsystem bringt das weibliche System ordentlich auf Trab. Es ist wichtig, eine große Portion Vertrauen in die eigenen weiblichen Kräfte aufzubauen. Der Körper leistet so unglaublich viel und lässt Magie wahr werden.

Auch emotional ist die Schwangerschaft sehr intensiv und eine Zeit des Umbruchs. Eine Frau wird erstmalig zur Mutter (oder zur Mehrfachmama). Das muss im Kopf ankommen und verarbeitet werden. Hier bedarf es Zeit. Zeit, dich mit dir selbst auseinanderzusetzen, auf die innere Stimme zu lauschen und zu erspüren, was du gerade brauchst, um dich wohlzufühlen. Hierzu zählt auch das nötige Selbstbewusstsein in der Schwangerschaft, als Frau nicht nur funktionieren zu müssen, sondern »einfach mal« auf allen Ebenen schwanger zu sein.

Aus meinen Kursen weiß ich, dass sich viele Frauen emotional gestresst, allein und unverstanden fühlen. Das muss nicht sein. Du schaffst das. Die Mama-Seele braucht einfach Zeit, um sich auf das Leben mit einem Kind einzustellen. Erlaube dir daher nicht nur, die körperlichen Aspekte zu betrachten, sondern auch deine Seele mit einzubeziehen.

Du sollst dich, trotz der vielen Herausforderungen, wohlfühlen und eine erfüllte Schwangerschaft erleben. Natürlich wird nicht durchgängig alles rosarot sein, und darauf kommt es auch gar nicht an. Aber du kannst dir mit Auszeiten auf der Yogamatte, den Erfahrungen anderer Frauen und dem nötigen Hintergrundwissen einen Raum für deine Schwangerschaft schaffen, der dir eine positive Grundstimmung erlaubt, das Vertrauen in den eigenen Körper stärkt und die Erfahrung der Schwangerschaft mit all ihren Höhen und Tiefen zu etwas Einzigartigem macht.

Bitte vergiss nie, dass deine Schwangerschaft ein absolutes Wunder ist. Yoga hilft dir, dieses Wunder bewusster zu erleben. Die Zeit auf der Matte ist eine wertvolle Auszeit. Sie hilft dir, zur Ruhe zu kommen und nach innen zu gehen, Vertrauen in dich und dein Kind aufzubauen. Ihr beide wisst intuitiv genau, wie das geht und was richtig für euch ist.

Das Buch ist so aufgebaut, dass du es dir in den ersten Kapiteln mit dem Buch auf der Couch gemütlich machen kannst. Du kannst dir Wissen rund um die Schwangerschaft und Geburt anlesen, gezielt nach Informationen bei der Yoga-Wunderkiste suchen oder mal beim Mädels-Talk reinhören.

Im hinteren Teil des Buches heißt es dann: Yogamatte ausrollen. Hier habe ich dir Yoga-Sequenzen zusammengestellt (zur Einführung ins Schwangerschafts-Yoga und zur Sequenz »No drama« gibt es auch Online-Videos), die du entweder komplett machen oder aus denen du dir auch nur mal deine Lieblingsübung rauspicken kannst.

Es ist mir eine große Ehre, dich in dieser Zeit mit Yoga begleiten zu dürfen.

Deine 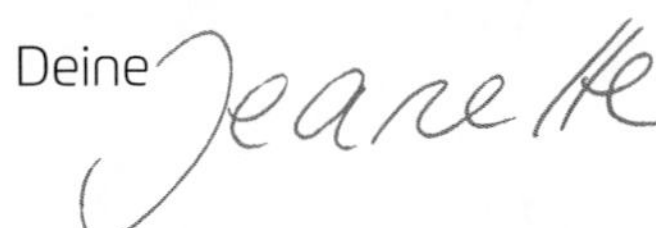

Yoga, eine *Lebensphilosophie*

Eine Runde auf dem *Yoga-Karussell*

Was du schon immer über Yoga wissen wolltest

Irgendwie hat ja jede schon einmal etwas über Yoga gehört. Die eine ist intensiv eingetaucht, die andere hat nur einen kleinen Abstecher auf die Yogamatte gemacht. Hier kommen ein paar Basics, um alle Leserinnen auf den gleichen Stand zu bringen:

Der Begriff »Yoga« kommt aus der altindischen Sprache Sanskrit und bedeutet übersetzt »anjochen« oder »anschirren«. Die Yogini »spannt ihren Geist quasi ins Joch«. Der Geist wandert nicht mehr frei umher und fliegt zu To-do-Listen oder in andere Richtungen, sondern wird in eine klare Ausrichtung gelenkt. In der Moderne hat sich die Übersetzung »Vereinigung« durchgesetzt, die verdeutlicht, dass Yoga eine Methode ist, in der Körper, Atem und Geist »vereint« werden.

Der Ursprung des Yoga verliert sich leider im Dunkeln, und es kann nicht eindeutig gesagt werden, wann Yoga zum ersten Mal erwähnt wurde. Die Wissenschaft vermutet, dass es das älteste heute noch praktizierte Übungssystem der Welt ist und bereits vor ca. 4500 Jahren in der Indus-Kultur existierte. Oft kommt einem dabei das Bild des kerzengerade sitzenden, vor sich hin meditierenden Yogi in einer einsamen Berghöhle in den Sinn.

Heutzutage hat Yoga jedoch nichts Exotisches mehr. 300 Millionen Menschen weltweit üben regelmäßig Yoga aus, und noch mehr haben es ausprobiert oder zumindest darüber gelesen. Auch die wohltuende Wirkung und der gesundheitliche Nutzen sind mittlerweile in unzähligen Studien belegt. Wenn du also ab sofort zu den Yoginis gehörst und die Matte ausrollst, bist du in sehr guter Gesellschaft.

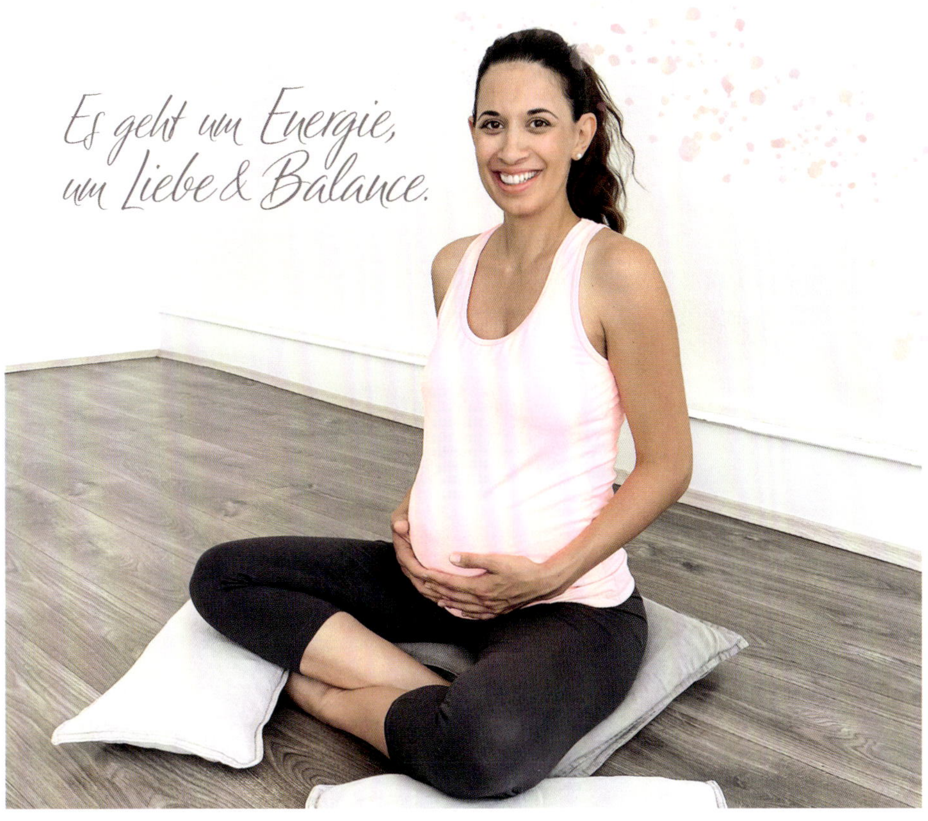

Manchmal höre ich von Yoga-Skeptikerinnen »Ich bin einfach nicht flexibel genug für Yoga« oder »Yoga ist mir zu spirituell«. Meine Antwort ist dann immer: »Ja, für manche, sehr fortgeschrittene Asanas braucht man Flexibilität« und »Ja, Yoga kann spirituell sein, muss es aber nicht«.

Es kommt nicht darauf an, Bilderbuch-Asanas nachzumachen oder über Stunden in der Meditation zu verharren. Es geht darum, Bewegungen an dich anzupassen und sie so auszuführen, dass du dich nach der Stunde besser fühlst als davor. Es geht darum, im Moment zu sein und aus dem Kopfkino rauszukommen. Es geht um Energie, um Liebe und Balance. Yoga »ist« immer wieder neu und kann genau das sein, was du jetzt brauchst.

So unterschiedlich, wie die Intention des Yoga ist, so unterschiedlich sind auch die bekannten Yogastile. Mal ist das Yoga dynamisch, mal ruhig. Ich liebe den sogenannten Hatha Yoga und bringe dir diesen im vorliegenden Buch näher.

Hatha Yoga, der ganzheitliche Weg

Als einer der Väter des Yoga gilt der Weise Patañjali. Mit seiner Schrift, dem Yogasutra, verfasste er wörtlich einen Leitfaden für Yoga, in dem er insbesondere auf die Zügelung des Geistes eingeht. In seiner Abhandlung über den achtgliedrigen Pfad griff er bereits damals wichtige Elemente einer heutigen Hatha-Yoga-Stunde wie Asana, Pranayama und Meditation auf.

Hatha Yoga ist heutzutage der am weitesten verbreitete Yogastil und ein ganzheitlicher Übungsweg. Um ein wenig auf die Buschtrommeln zu hauen – alle anderen Stile entspringen dem Hatha Yoga. Eine schöne Übersetzung für Hatha möchte ich mit dir teilen: »Ha« bedeutet Sonne und »tha« bedeutet Mond. Die Sonnenenergie steht im Hinblick auf den Menschen für Zentrierung, für mehr Kraft und Selbstvertrauen. Die Mondenergie steht für Entspannung, Intuition und Feinfühligkeit. Mit Hatha Yoga ist die Vereinigung von Sonnen- und Mondenergie oder, anders ausgedrückt, eine Harmonisierung der Grundenergien im Körper gemeint. Hatha Yoga sorgt dafür, dass beide Anteile in dir stärker werden und du jede Menge Energie in der Schwangerschaft zur Verfügung hast.

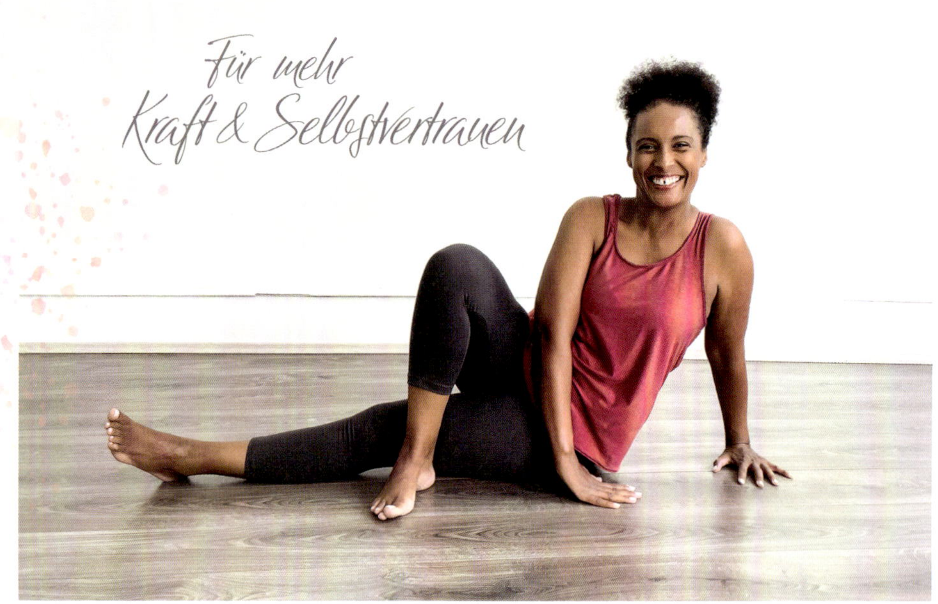

Yoga-Elemente, die du im Buch wiederfindest

Eine ganzheitliche Yogaeinheit besteht immer aus folgenden Elementen:

Pranayama

Pranayama ist eine der ältesten Praktiken in der Tradition des Yoga. Es gab sie schon lange vor den spektakulären Asanas. Der Begriff »Pranayama« setzt sich aus den Wörtern »prāna« (Lebensenergie) und »āyāma« (Regelung, Ausdehnung) zusammen und umspannt verschiedene Techniken zur Energie- und Atemflusslenkung. Die Pranayama-Techniken setzen sich aus den drei Impulsen Einatmung, Ausatmung und Atempause zusammen.

»Wenn der Fluss des üblichen Atems ausgedehnt wird,
dann ist das Pranayama, die Atemtechnik des Yoga.
Pranayama wird geübt mit umsichtigem Einfühlen in die
Ausatmung, die Einatmung und das Anhalten des Atems,
die Körpergegend, in der sich die Atmung abspielt,
die Länge jeder Atemphase und in die Anzahl der Atemzüge.
Dabei wird der Atem lang und zugleich sanft geführt.«

(Yoga Sutra 2.49–2.50, Patañjali[1])

In der Schwangerschaft tut Pranayama als Atemtherapie einfach unglaublich gut. Es ist ein wunderbares Mittel, um Körper, Geist und Baby zu einen. Jede Einatmung versorgt die werdende Mutter und das Kind mit Sauerstoff und Lebensenergie. Mit der Ausatmung werden Kohlendioxid, Stress und alles Negative losgelassen. Die Atempausen lässt du im Babybauch-Yoga bitte weg.

Weiter hinten im Buch (ab Seite 117) findest du mehr über den Atem und viele Übungen, die gerade auch in der Schwangerschaft sehr wohltuend sind.

1 Patañjali, das Yogasutra. Von der Erkenntnis zur Befreiung. Einführung, Übersetzung und Erläuterung von R. Sriram, Theseus 2003

Asana

Der Begriff »Asana« erklärt eine Körperhaltung, die für einige Atemzüge achtsam eingenommen, gehalten und aufgelöst wird. Es ist wieder ein Begriff aus dem Sanskrit und bedeutet wörtlich übersetzt »die Sitzhaltung«. Also einfach nur sitzen. Erst im Laufe der Zeit entwickelte sich die Vielfalt der heutigen Körperstellungen, und die Yogis wurden mit ihrem Körper immer kreativer. Im Leitfaden des Yoga heißt es zu Asana:

> »Die ideale Haltung ist stabil und leicht zugleich
> und entsteht aus kraftvollem, aber unverkrampftem Üben
> mit dem Körper, während der Geist in meditativer
> Konzentration weilt.«
>
> (Yoga Sutra 2.46–2.47, Patañjali[2])

Aus dem Text geht deutlich hervor, dass es nicht nur um eine Körperhaltung, sondern auch um eine geistige Haltung geht.

Wie praktizierst du nun aber Asanas in der Schwangerschaft? Wichtig ist: Es gibt nicht nur einen, beziehungsweise *den* richtigen Weg, sondern du darfst jede Körperübung so anpassen, dass sie dir und deinem Baby guttut. Verweile so lange oder kurz in der Position, wie du möchtest, und unterstütze dich mit Hilfsmitteln (Blöcke, Kissen, Decke), falls nötig. Am Anfang beschäftigen dich wahrscheinlich solche Fragen wie: Wo gehört das Bein hin? Soll der Arm gestreckt sein? Was ist mit dieser oder jener Ausrichtung? Im Übungsteil des Buches (ab Seite 124) werde ich dir natürlich genaue Instruktionen an die Hand geben und dir zeigen, auf was es ankommt, sodass du entspannt und sicher auf der Matte sein kannst. Aber auf gar keinen Fall müssen Asanas so aussehen, wie es in Bildern oder Zeitschriften gezeigt wird. Das ist nicht das Ziel. Jeder Körper ist besonders und hat seine eigene Geschichte.

Mit der Zeit werden die Asanas selbstverständlicher, und du bist nicht mehr so sehr mit der äußeren Form beschäftigt. Dann kommt der spannende Teil, und du kannst deinen Körper besser kennenlernen. Wie fühlt sich was an? Was ist mit dem Atem? Welche Gedanken kommen?

2 Patañjali, das Yogasutra. Von der Erkenntnis zur Befreiung. Einführung, Übersetzung und Erläuterung von R. Sriram, Theseus 2003

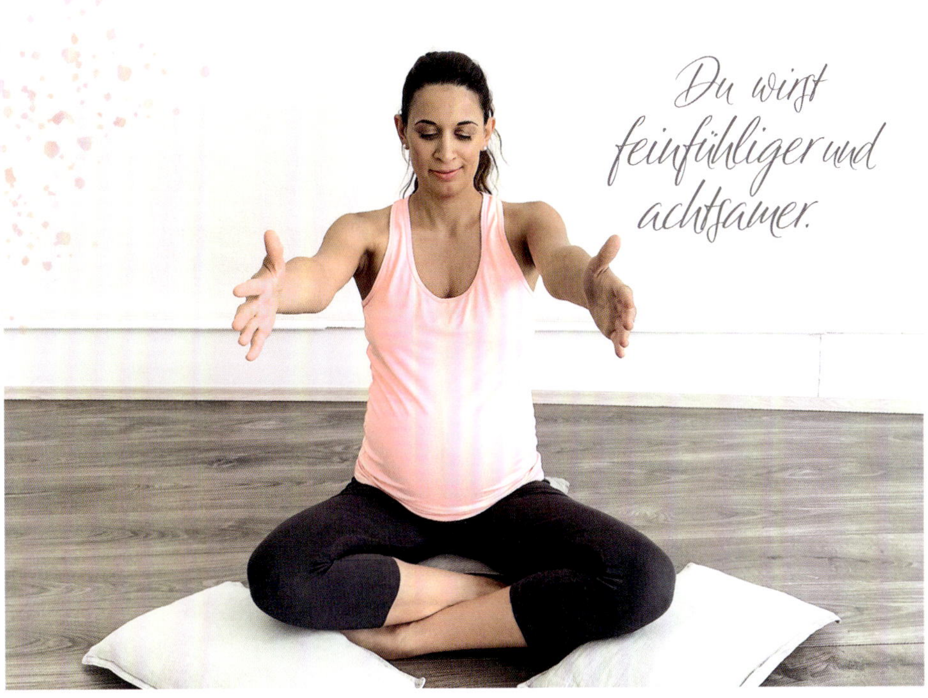

Du kannst beispielsweise den Geist über einen längeren Zeitraum am Atem ausrichten. Du wirst feinfühliger und achtsamer für dich und dein Baby. Das ist der große Unterschied zwischen einer Asana und einer gymnastischen Übung.

Denke immer wieder daran, dass dein Baby mit dir auf der Matte ist. Ihr beide seid eine Einheit – geht es dir gut, geht es auch deinem Baby gut. Jede liebevolle Übung fühlt sich wie eine kleine Umarmung für deinen Schatz an.

Entspannung

Anspannung und Entspannung sind wichtige Komponenten für ein Leben in Balance. In der heutigen Zeit herrscht jedoch oft ein Zuviel an Aktivität. Der menschliche Organismus gerät durch Dauerbelastung und -stress immer häufiger völlig außer Kontrolle. Die Folgen sind Nervosität, Schlafprobleme und ein angegriffenes Immunsystem. Das Leben ist ohne Schwangerschaft meistens schon viel zu schnell und die Sehnsucht nach Entspannung riesengroß.

Wie ist das dann erst in der Schwangerschaft? In der einzigartigen Zeit, in der ein neues Leben in dir wächst?

Richtig getippt: Entspannung und Ruhezeiten werden noch wichtiger. Der Körper ist sowieso schon 24/7 auf Höchstleistung gepolt, da braucht er nicht auch noch eine Ladung Stress obendrauf.

Dennoch haben viele Mamas das Gefühl, sie müssten so aktiv sein wie in der Zeit vor der Schwangerschaft. Sie müssten genauso viel arbeiten und tun wie sonst – mit der Folge der völlig übermüdeten werdenden Mama (PS: Und das, noch bevor der ganze Schlaflose-Nächte-Spaß mit dem Baby losgeht).

Meine Empfehlung an alle: einfach mal öfter hinlegen. Ab auf die Couch: Bücher durchschmökern, Serienmarathons einlegen und Zeit auf der Yogamatte verbringen. Wenn das Baby erst da ist, bleibt dafür nicht mehr viel Zeit. Ich weiß, das fällt den meisten schwer, aber regelmäßige Entspannung ist für dich und dein Baby jetzt genau das Richtige und schenkt mehr Gelassenheit und Wohlbefinden. Zum Glück ist eine ausgedehnte Entspannungsphase ein wertvoller Bestandteil jeder Yogastunde!

Und falls dich irgendjemand dabei stört, kannst du dezent darauf hinweisen, dass du gerade sehr damit beschäftigt bist, einen Finger, eine Niere oder sonst ein Körperteil auszubilden.

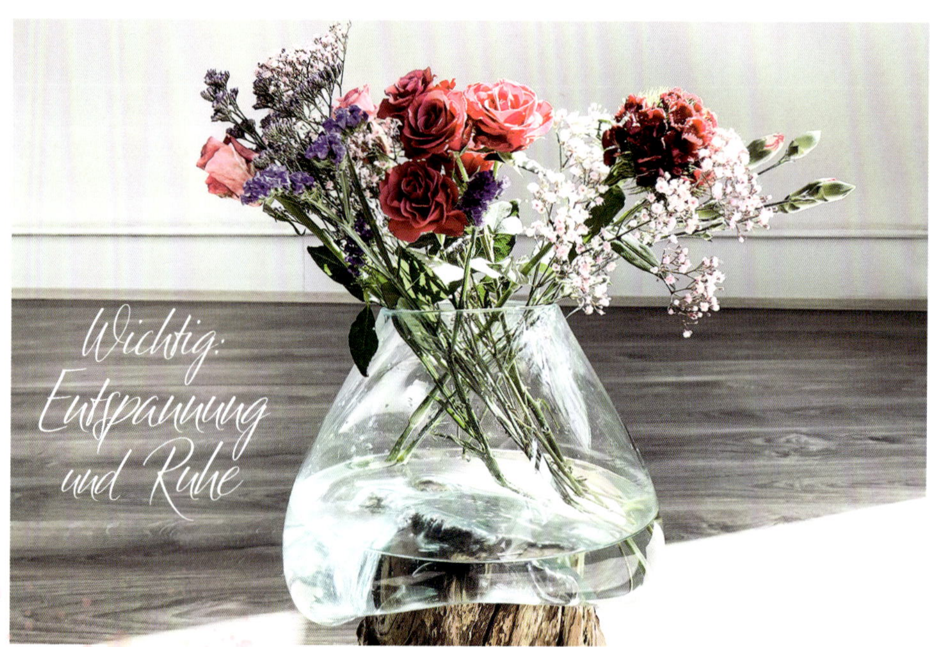

Meditation und Achtsamkeit

Weitere wichtige Elemente des ganzheitlichen Yoga sind Meditation und Achtsamkeit. Sie haben unzählige positive Wirkungen auf Körper, Geist und Seele: Herumschwirrende Gedanken werden eingefangen, der Atem wird beruhigt, Herzschlag und Blutdruck normalisieren sich, und die Stresshormone sinken. Mittlerweile ist es sowieso kein Geheimnis mehr, wie wohltuend Meditation ist, und viele Studien liefern obendrein noch handfeste Beweise dafür. Meditation hat ihren Eso-Touch verloren, und das Bild des kerzengerade sitzenden Yogi, der stundenlang in einer abgeschiedenen Höhle meditiert, gehört der Vergangenheit an.

Zwar ist es wichtig, Meditation und Achtsamkeit auf der Yogamatte zu üben, aber – und darauf kommt es am Ende an – entscheidend ist es, die gelernten Techniken schließlich im wahren Leben anzuwenden. Genau in den Momenten im Alltag so geübt in der Praxis zu sein, dass du dich sofort runterfahren kannst, wenn es trubelig wird. Damit du nicht nur reagierst, wenn etwas passiert, sondern du bewusste Handlungen und Entscheidungen triffst. Damit du das Leben genießen und jeden Moment voll auskosten kannst.

Es lohnt sich also, Meditations- und Achtsamkeitsübungen in der Schwangerschaft zu erlernen. Baue einzelne Übungen des Buches in deinen Tagesablauf ein. Du wirst spüren, wie die Zentrierung sich direkt positiv auf dich und dein Baby auswirkt.

Patañjali sagte: »Yoga ist einzig und allein eine Erfahrung, und die muss man erleben, um sie zu kennen.« Rolle also gleich die Yogamatte aus und lege los!

Die Mädels im Talk

Schließe bitte mal für einen Moment die Augen und stelle dir die lange Reihe deiner Ahninnen vor, also die Frauen deiner »Sippe«, von denen du manche kennst und andere dir bis heute unbekannt sind. Diese Frauen stehen vereint hinter dir und stärken dir in deinem Leben den Rücken. Viele von ihnen waren auch schwanger, haben Kinder in die Welt begleitet und genau das erlebt, was du gerade erlebst. Spürst du diese unsagbare Kraft, die von dieser Stütze ausgeht?

Stelle dir dann vor, zu deinen Ahninnen gesellen sich weitere Frauen. Kraftvolle Frauen, die auch das Geschenk des Schwangerseins empfangen und Kinder geboren haben. Alle diese Frauen geben dir Halt und Unterstützung während dieser besonderen Zeit deines Lebens.

Früher, bei vielen indigenen Völkern noch heute, lebte die werdende Mutter in einer großen Gemeinschaft, umgeben von den unterschiedlichsten Frauen. Sie konnte sich austauschen mit anderen, die bereits schwanger waren. Die diesen Weg also schon vor ihr gegangen sind und die Schwangerschaft und Geburt bereits erlebt hatten. Es herrschte eine starke Gemeinschaft, und die werdende Mutter wurde von ihrer »Sippe« liebevoll umsorgt.

Leider gibt es dieses Gestärktwerden durch die Gemeinschaft heutzutage sehr selten, und meist ist jede Frau »für sich allein« schwanger. Der Austausch mit anderen Schwangeren ist jedoch wertvoll und wichtig. Bei uns im Yogastudio sind die »Babybauch-Kurse« mit Abstand am lautesten, und die Frauen sind schon von Weitem zu hören. In diesem Kurs muss einfach viel erzählt werden. Es ist immens wichtig, dass sich Frauen gegenseitig unterstützen, Mut machen und den ein oder anderen Tipp weitergeben. Du bist nicht allein!

Jede Frau ist auf ihre ganz persönliche Art besonders. Jede darf ihren eigenen Weg gehen, sei es in der Schwangerschaft, der Geburt oder der Kindererziehung. Und doch können wir uns als Frauen in der Gemeinschaft gegenseitig in unserem Tun bekräftigen.

Ich möchte dir vier wundervolle Frauen vorstellen. Sie haben während ihrer Schwangerschaft Yoga praktiziert und werden dir im Verlauf des Buches beim »Mädels-Talk« immer wieder kleine Geschichten von sich und ihren Erfahrungen während der Schwangerschaft und Geburt erzählen.

Marija ist mit ihrer zweiten Tochter schwanger und lebt mit Mann und der kleinen Sophia im Hausbau-Chaos. Sie führt dich durch das Geburtskapitel und zeigt dir die Yoga-Sequenz »No drama« (siehe Seite 144). Das passt bei ihr wie die Faust aufs Auge, denn jede ihrer Zellen strahlt Stärke aus. Trotz der vielen Herausforderungen in ihrem Leben, u. a. der Behinderung ihrer Tochter, habe ich selten eine Frau kennengelernt, die so positiv durchs Leben geht.

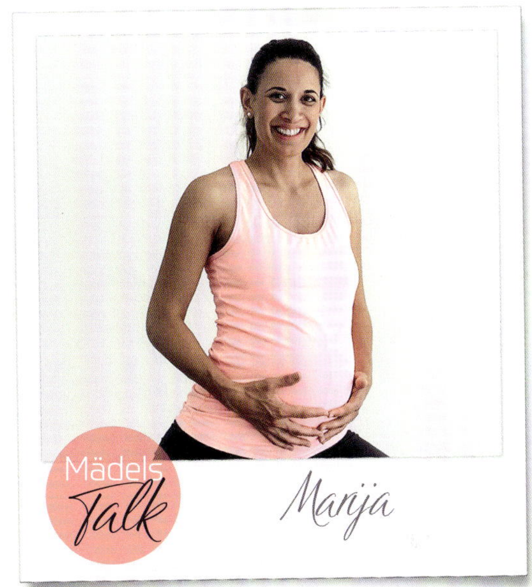

»Atemübungen haben mir in meinem Leben schon oft weitergeholfen. Was sollte ich auch sonst tun, als weiterzuatmen und positiv zu denken? Wenn mir mal alles zu viel wird und der Stress über mich hereinbricht, atme ich ein paar Mal tief ein und aus. Danach sieht die Welt schon wieder etwas besser aus.«

Noel ist Jungsmama durch und durch. Sie liebt ihre Familie und den wilden Alltag. Sie bringt dir den Atem näher und eine Yoga-Sequenz für mehr Erdung sowie eine für die energievolle Mama.

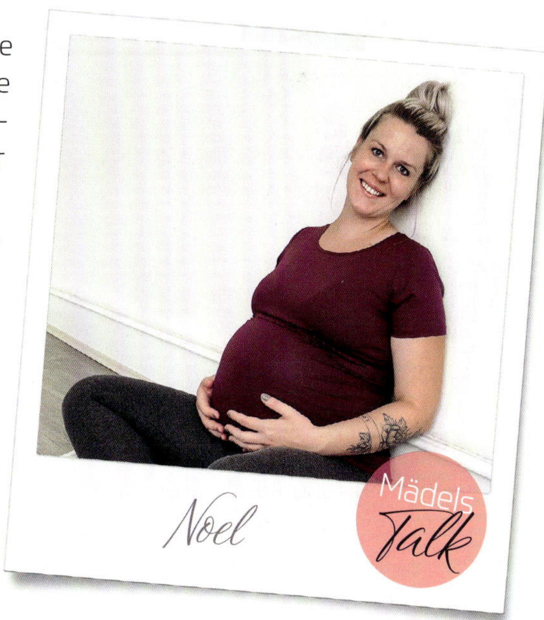

»Bei uns zu Hause ist immer viel los. Mein kleiner Wirbelwind-Sohn (zwei Jahre alt) lässt mich kaum zur Ruhe kommen. Daher ist für mich die regelmäßige Auszeit auf der Yogamatte in dieser Schwangerschaft sehr, sehr wichtig. Beim Yoga kann ich zur Ruhe kommen, die Veränderungen in meinem Körper bewusst spüren und die exklusive Zeit mit dem neuen Baby in meinem Bauch genießen.«

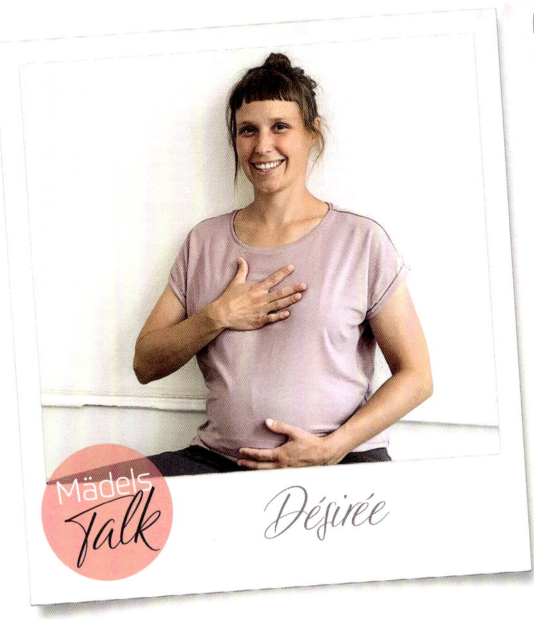

Désirée ist im dritten Trimester, und der Nestbautrieb hat sie gepackt. Ihr Sohn und Partner bauen natürlich kräftig für das neue Familienmitglied mit. Sie zeigt dir die Sonnengrüße, dazu die Ganesha-Power-Reihe sowie »Die Magie deines Körpers«.

»Ich liebe Yoga und bin viel in Bewegung. Daher bin ich auch während meiner Schwangerschaft oft auf der Yogamatte. Ich genieße es so richtig, Zeit mit meinem Ungeborenen zu verbringen. Yoga bereitet mich nicht nur auf die Geburt vor, sondern stärkt das Vertrauen in mich und meinen Körper. Schwangerschaftsbeschwerden hatten bisher gar keine Chance.«

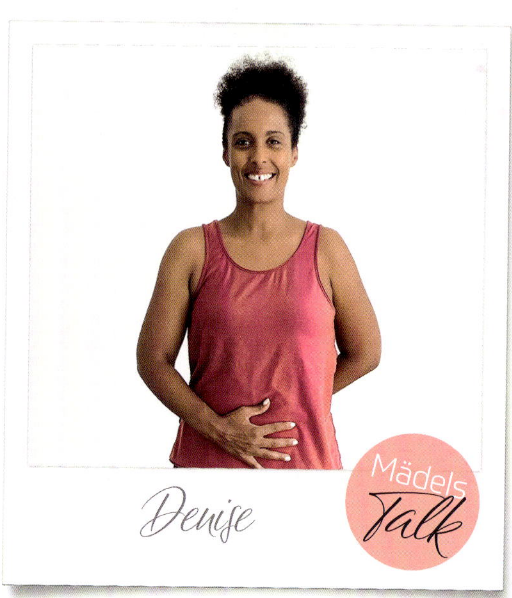

Denise zeigt dir weiter hinten im Buch die Rückbildungs-Quickies. Denise verbringt ihren Familienalltag mit ihrem Mann, Tochter Nala (eineinhalb Jahre alt) und zwei verrückten Katzen. Ihre Schwangerschaft war so medium-gut. Sobald sie mal nicht von Übelkeitsattacken geplagt wurde, war sie auf der Yogamatte.

»Mit meiner mehrjährigen Yogaerfahrung war ich der festen Überzeugung, dass ich schwanger meine normale Yogaroutine durchziehen könne. Ich erinnere mich noch lebhaft an eine fortgeschrittene Flow-Stunde: Ich war etwa in der achten Woche schwanger. Nach drei Runden Sonnengruß musste ich die Stunde abbrechen. Mein Körper hat alle Alarmsignale angeworfen. Mir war übel, und ich habe es gerade so ins Bad geschafft. Danach habe ich mich sofort für einen Schwangeren-Yogakurs angemeldet. Die langsamen und entspannten Übungen im Babybauch-Yoga waren Balsam für mich.«

Wenn das nicht Inspiration und Motivation genug ist!

Die Wunderkiste der Yogatherapie

In diesem Buch findest du in einigen Kapiteln die sogenannte Yoga-Wunderkiste. Eine »Kiste« randvoll mit Tipps und Tricks aus der Yogatherapie. Sie führt dich zu einem selbstbewussten Körperverständnis und in deine volle mentale Kraft.

Ich weiß, es fällt schwer, aber Google ist bei Beschwerden nicht der richtige Ansprechpartner. Meist war ich nach meinen Suchanfragen völlig verwirrt und dachte danach immer, dass das Schlimmste passieren würde. Lasse also das Handy lieber aus, frage deine Hebamme oder Frauenärztin und mache die Übungen aus dem Buch. Yoga ist zwar kein Allheilmittel, es kann jedoch helfen, den Körper besser zu spüren, die innere Stimme wahrzunehmen und darauf zu vertrauen, dass du weißt, was das Richtige für dich und dein Baby ist.

Die *Magie* deines Körpers

Eine wahre Meisterleistung

And the Oscar goes to … deinem Körper! Es ist eine wahre Meisterleistung, die dein Körper in der Schwangerschaft vollbringt. Er nutzt seine Energie und kreiert in wenigen Wochen ein komplett neues Leben. Er schenkt ihm ein Zuhause, damit das neue Leben in Ruhe wachsen und gedeihen kann. Wenn dein Baby und du so weit seid, öffnet er sich und begleitet es in die Welt. Wenn das mal kein Blockbuster ist. Damit dein Körper all dies tun kann, verändert er sich.

Ruhig Blut – dein Kreislauf

Bis zum Ende der Schwangerschaft nimmt die Blutmenge um ca. 40 Prozent zu. Das sind ungefähr eineinhalb Liter mehr Blut, die durch den Körper fließen. Das Blut wird für die Durchblutung der Gebärmutter und Plazenta eingesetzt. Außerdem dient es als Ressource für die Geburt. Damit dieses Blut durch dich hindurchfließen kann, muss dein Herz mehr arbeiten. In der Frühschwangerschaft kommt es daher häufig beim Aufstehen zu Schwindel – der Körper braucht oft etwas Zeit, bis sich das ganze Blut verteilt hat. Versuche daher, nicht zu oft hoch- und runterzugehen, und lasse dir immer genügend Zeit für den Positionswechsel.

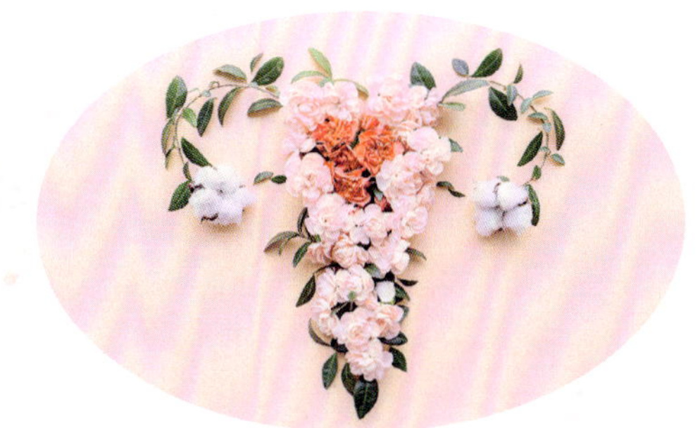

Ein kuscheliges Nest – deine Gebärmutter

Der Oscar für die beste Hauptdarstellerin geht definitiv an die Gebärmutter. Sie ist eine absolute Wandlungskünstlerin. Kein anderer Muskel kann von jetzt auf gleich so an Wachstum zulegen. Vor der Schwangerschaft wiegt sie gerade mal süße sechzig Gramm. Achtung, nach vierzig Wochen Babybauch-Zeit bringt sie es auf etwa ein Kilogramm. Sie dehnt und streckt sich und mit ihr die Mutterbänder, die sie halten.

Während der Geburt spielt die Muskulatur der Gebärmutter eine besondere Rolle. Sie zieht sich rhythmisch zusammen, auch als Wehe bekannt, und schiebt das Baby langsam durch den Geburtskanal auf die Welt und in deine Arme.

Dein Immunsystem auf Trab

Das Immunsystem läuft vierzig Wochen auf Hochtouren. Es fördert aktiv die Einnistung des Babys und begünstigt sein Wachstum. Das Immunsystem tut zudem alles, um dich und dein Baby vor Krankheitserregern zu schützen. Für diese Arbeit benötigt es unglaublich viel Energie. Dein Beitrag und Geschenk an dieses hochkomplexe System ist regelmäßige Entspannung. Nimm dir also so oft wie möglich eine kleine Auszeit.

Das sind nur einige wenige körperliche Veränderungen. Du hast wahrscheinlich schon selbst festgestellt, welches Feuerwerk dein Körper bereithält. Augen, Haut, Haare, Nieren, Verdauung, Brüste, Körpertemperatur und noch vieles mehr verändern sich und können dir ein »Wow!« oder ein »Oh no!« entlocken. Für mich als Yogalehrerin sind noch ein paar andere körperliche Aspekte besonders wichtig:

Zieh nicht so – Wirbelsäule und Becken

Ich sitze in einem Café und beobachte eine hochschwangere Frau, wie sie die Straße überquert: Sie schiebt ihren Kugelbauch weit nach vorn raus. Damit sie nicht umfällt, läuft sie ein bisschen breitbeinig. Ihr Po und ihre Schultern fallen nach hinten, und der Kopf weiß nicht so ganz, wie er den restlichen Körper jetzt noch unterstützen kann. Ihr Gang gleicht ein wenig einer Ente. Die entgegenkommende Passantin macht einen extra Schritt auf die Seite, da sie vom Babybauch nicht derbe weggeschoben werden möchte.

Nur beim Zusehen tut es mir selbst schon im unteren Rücken weh, und natürlich erinnere ich mich daran, wie ich mir in unüberlegten Momenten in der Schwangerschaft den Weg auch schon einmal auf diese Weise freigeräumt habe. Die Wirbelsäule und das Becken müssen hier ordentlich standhalten. Sie werden stark beansprucht und müssen bei diesem Watschelgang viel ausgleichen. Autsch! Aber warum haben wir mit Mamabauch das Bedürfnis, ausgerechnet so zu laufen?

Die Anatomie der Wirbelsäule

Die Wirbelsäule bildet die große Achse des menschlichen Skeletts und besteht aus Halswirbelsäule, Brustwirbelsäule, Lendenwirbelsäule, Kreuzbein und Steißbein. Durch sie kannst du dich nach vorn, hinten, links, rechts und um die eigene Achse bewegen. Zwischen den einzelnen Wirbelkörpern befinden sich die Bandscheiben. Die S-förmige Wirbelsäule umschließt das Rückenmark, trägt den Kopf und ist an ihrem unteren Ende mit dem Becken verbunden. Die Stärke der Wirbel nimmt nach unten hin immer weiter zu. Die Beweglichkeit der Wirbelsäule hingegen nimmt nach unten hin immer weiter ab. Sehr smart, da die unteren Strukturen mehr Gewicht tragen müssen.

Einmal Energie, bitte!

Für Yoginis hat die Wirbelsäule noch einen weiteren besonderen Stellenwert, denn sie verbindet alle wichtigen Energiekreise im Körper miteinander. Ist die Wirbelsäule, auch bekannt als Lebensachse, in ihrer Beweglichkeit eingeschränkt, stockt die Energie. Ist die Wirbelsäule vom Becken bis nach oben zum Scheitel frei, fließt die Lebensenergie ungehindert, und du fühlst dich wohl, kraftvoll und weniger müde. Stell dir mal vor, wie toll diese ganze Extraenergie ist. Du hast genügend Kraft für dich und das Wachstum deines Babys. Schau mal bei den Yoga-Sequenzen rein. Hier gibt es die energievolle Mama-Einheit (Seite 154) mit vielen Übungen für den Extra-Energiekick.

Die Anatomie des Beckens

Das Becken liegt in der Körpermitte und verbindet den unteren Teil des Körpers mit dem oberen. Es hat eine feste, knöcherne Struktur und drei Gelenke: die Schambeinfuge und die beiden Iliosakralgelenke.

Das Becken beeinflusst durch seine Bewegungen und seine Haltungsänderungen den ganzen Körper. Ist das Becken nach vorn gekippt, entsteht das typische Hohlkreuz. Das ziept ganz schön im Rücken. Gleichzeitig sind der Bauch und der Beckenboden schlapp. Ist das Becken hingegen zu sehr aufgerichtet, wird der untere Rücken rund. Dadurch verkürzen sich die Muskeln in den Beinrückseiten, der Rücken kann sich nicht frei aufrichten, und der Beckenboden ist verspannt. Die Lösung für dieses Dilemma sind eine gute Beweglichkeit, die nötige Stabilität und eine optimale Ausrichtung für das Becken. Gleich mehr dazu in der Yoga-Wunderkiste.

Yoga-*Wunderkiste*

Unterstütze deinen Körper

Mit jeder Schwangerschaftswoche tragen die Wirbelsäule und das Becken immer schwerer. Jedes Gramm, das dein Baby zulegt, ist wundervoll und fordert doch deinen Körper immer wieder aufs Neue heraus. Die Wirbelsäule und das Becken müssen sich konstant anpassen und ausrichten. Zusätzlich sorgen die Hormone Progesteron und Relaxin für Weite und Weichheit im Körper. Ein Ungleichgewicht, das sich gern mit Schmerzen des Halteapparates in den Gelenken und Muskeln Luft verschafft. Für dich ist es nun wichtig, geeignete Körperhaltungen und Bewegungen zu finden, die dem Körper angenehm sind und dennoch Stabilität geben.

Am Tag der Geburt hat dein Becken eine zusätzliche herausfordernde Aufgabe. Es ist der Ort des Übergangs und das Tor zur Welt für dein Baby. Das knöcherne, feste Becken schafft es, bis zu einem Zentimeter (!) über seine Gelenke an Raum zu gewinnen, und schenkt dem Baby somit sehr viel Platz für seinen Tanz des Drehens und Tiefertretens.

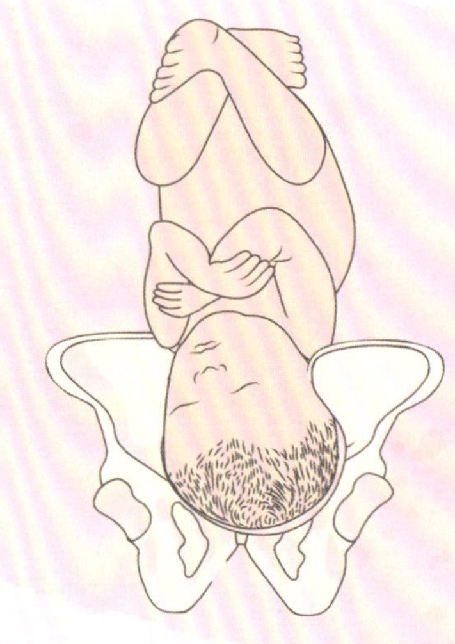

Beckenwiege

Stelle dich hüftbreit und aufgerichtet hin. Wandere mit der Wahrnehmung zu deinem Becken und beginne mit dem Becken zu spielen. Kippe es vor und zurück. Bewege es nach links und rechts. Die Wirbelsäule ist dabei aufgerichtet.

Kannst du spüren, wie dein Becken genau in der Mitte des Körpers liegt? Es verbindet als Übergang den Oberkörper mit dem Unterkörper. Spüre das Gewicht, das auf dem Becken ruht.

Stelle dir vor, dein Becken sei eine Babywiege. Dein Kind hat es sich darin gemütlich gemacht. Mit den gerade durchgeführten Beckenbewegungen hast du dein Baby schon in den Schlaf gewiegt. Jetzt geht es daran, eine Position für die Wiege zu finden, damit dein Baby entspannt liegen kann.

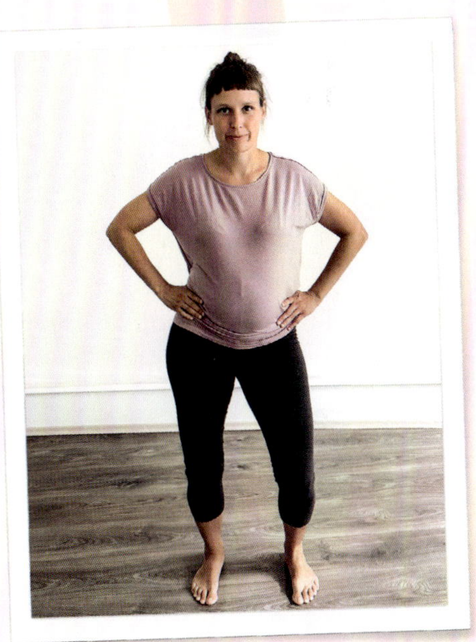

Richte das Becken so auf, dass dein Rücken sich gut anfühlt, die Wirbelsäule ihre S-Form behalten darf und das Baby nicht aus der Wiege fällt. Uff.

Übe das auch vor dem Spiegel. Betrachte dabei die unterschiedlichen Beckenpositionen und ihre Auswirkungen auf den Rücken.

Lebensachse *Wirbelsäule*

Stelle dich aufrecht hin. Deine Füße sind hüftbreit und haben einen guten Kontakt zur Erde. Achte darauf, dass die Füße nicht zu sehr nach außen oder innen gedreht sind. Die Beine sind lang, ohne die Knie durchzustrecken.

Spiele mit dem Becken und richte es auf. Unterstütze die Bewegung gern mit den Händen. Hole so dein Baby nah zu dir heran! (Schiebe die Babykugel nicht nach vorn raus.) Fühle dadurch sofort eine Entlastung im unteren Rücken.

Spüre achtsam in die Wirbelsäule: Wie ist sie ausgerichtet? Ziept es irgendwo im Rücken? Richte mit der nächsten Einatmung die Wirbelsäule von unten nach oben weiter auf. Entspanne dich mit der Ausatmung in diese neu gewonnene Länge. Mit jeder neuen Einatmung spüre einen Millimeter mehr Platz in der Wirbelsäule, werde noch größer.

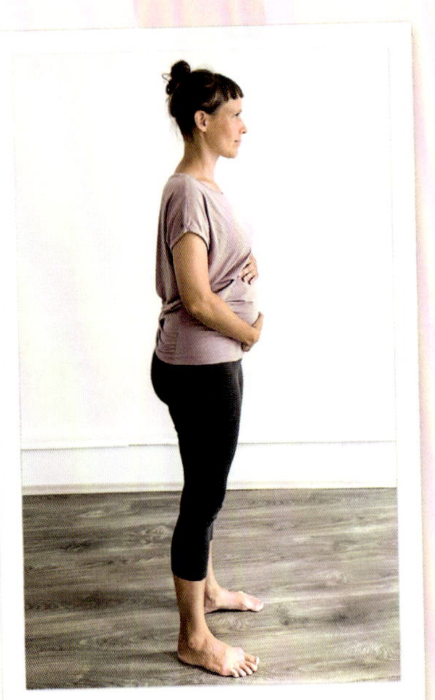

Kreise einige Male mit den Schultern von vorn nach hinten und entspanne sie gemeinsam mit den Armen.

Finde zum Schluss mehr Platz in der Halswirbelsäule. Mache den Nacken länger und weiter. Wachse über den Scheitel Richtung Himmel.

Achte darauf, ausbalanciert zu stehen. Dabei sind Fersen, Knie, Becken, Schultern und Ohren in etwa in einer Achse ausgerichtet. Zeige dich in deiner vollen Größe. Du bist eine schöne schwangere Frau und hast allen Grund, stolz zu sein.

Nimm nun ein paar Schritte. Laufe aufgerichtet, mit dem Baby nah unter deinem Herzen. Wenn du so läufst, stehst oder sitzt, entlastest du die Wirbelsäule. Die restlichen Strukturen im Körper müssen nicht so viel ausgleichen. Insbesondere die Rückenmuskulatur wird nicht so stark beansprucht.

Offenes Becken

Lege die Hände an das Becken. Spüre die feste Struktur unter den Händen. Wandere mit den Händen die knöcherne Struktur ab, um die Abmessungen des Beckens zu spüren. Das ist dein Becken! Das Zuhause für dein Baby und die Pforte in das Leben.

Lenke die Wahrnehmung auf den Atem und schicke ihn nach unten in das Becken. Atme durch das Becken ein und aus. Kannst du spüren, wie sich die Hände ganz leicht bei jedem Atemzug mitbewegen? Sie fließen mit der Einatmung auseinander. Mit der Ausatmung wieder zurück. Das Becken weitet sich und wird wieder klein. (Keine Panik, wenn du das nicht gleich beim ersten Mal spüren kannst. Mit jedem Üben wird deine Wahrnehmung feiner.)

Das Becken lässt also wirklich Bewegung zu und kann sich weiten. Lasse die Wahrnehmung immer feiner werden – da ist im Becken so viel Platz für dein Baby vorhanden.

Nimm dieses Wissen mit in die Geburt. Dein Kind kann unter den bestmöglichen Voraussetzungen das Becken durchqueren.

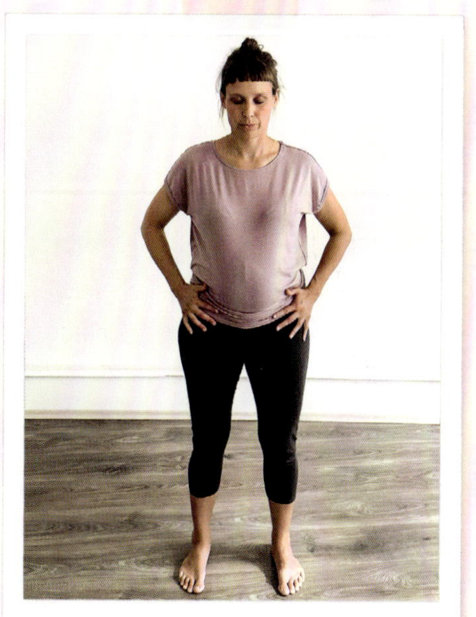

Best Buddy Beckenboden

Ich begleite seit unzähligen Jahren Frauen in der Schwangerschaft und Rückbildung. Und in keinem anderen Bereich erlebe ich so viele Aha-Momente wie beim Thema Beckenboden. Ich stelle oft folgende Fragen in Kursen:

Wer hat schon mal seinen Beckenboden trainiert?
Kurs: *Betretenes Schweigen.*
Wer weiß, wo der Beckenboden ist?
Kurs: Hm, irgendwo im Becken?!
Welche Aufgaben hat der Beckenboden?
Kurs: Irgendetwas mit Pipi-Kontrolle?

Die Antworten schockieren mich, und vor einigen Jahren hätten sie auch meine eigenen sein können. Selbst bis zur Geburt meines ersten Kindes war mir nicht klar, was es heißt, einen untrainierten und beleidigten Beckenboden zu haben.

Eine Mama erzählte mir, dass sie in blanke Panik gerät, wenn ihr Kind mit ihr auf einem Trampolin springen möchte. Sie fragte mich, ob man nicht irgendetwas gegen die Inkontinenz tun könne. Es nehme ihr einfach ein Stück Lebensqualität, und sie habe Angst, wie das wohl nach der zweiten Schwangerschaft werden würde.

Nun ist es wohl Zeit für eine Ode an den Beckenboden.

Eine Liebeserklärung an den Beckenboden

Ich liebe den Beckenboden. Wenn ich dir nur eine Sache aus diesem Buch mitgeben könnte, dann wäre es etwas Hintergrundwissen rund um den Beckenboden oder sogar der Grundstein für eine lebenslange Liebesbeziehung mit diesem wunderbaren Muskel.

Meiner Meinung nach ist er der am meisten unterschätzte Muskel im ganzen Körper. Der Beckenboden stützt und unterstützt den Halteapparat und die Organwelt. Ein gut trainierter Beckenboden hilft dabei, dass der Rücken weniger ziept, du nicht sofort in Panik ausbrechen musst, wenn die nächste Toilette nicht gleich um die Ecke ist, und dass die Gebärmutter an Ort und Stelle bleibt. Und doch ist der Beckenboden unter vielen Frauen leider immer noch ein Tabuthema. Ein schwacher Rumpf und eine mangelnde Kraftübertragung zwischen Bauch- und Rückenmuskulatur werden einfach so hingenommen. Ein bisschen Pipi beim Niesen, Husten oder Trampolinspringen zu verlieren … Das ist irgendwie normal. Und da muss ich in meinen Kursen immer wieder sagen: Nein, es ist nicht normal und sollte es auch nicht sein. Ein gestärkter, flexibler Beckenboden erleichtert den Alltag und bewahrt vor Ups!-Momenten. Also komme auch du in den Beckenboden-Fanklub und werde leidenschaftliche Verfechterin der Enttabuisierung des Beckenbodens!

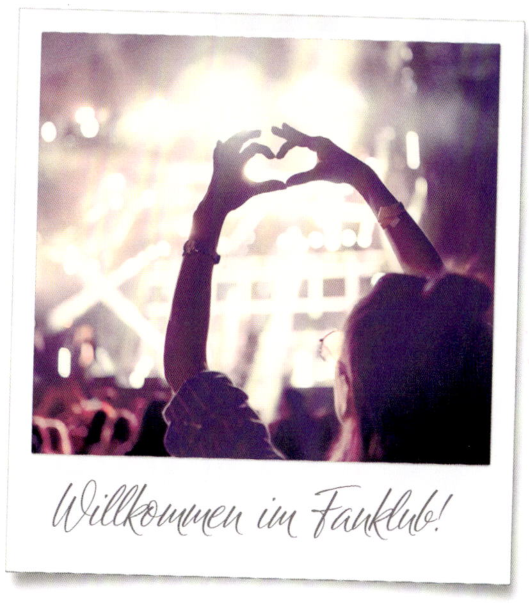

Die Anatomie des Beckenbodens

Wie eine gut gespannte Hängematte liegt der Beckenboden im Becken und ist die untere Begrenzung des kleinen Beckens. Er besteht aus Muskeln, Bändern und Bindegewebe. Die Muskulatur des Beckenbodens ist in drei Schichten eingeteilt:

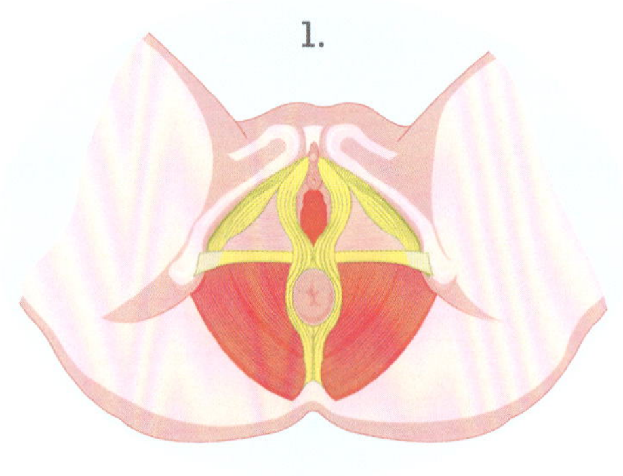

1. Äußerer Beckenboden (Schließmuskeln): Diese Schicht ist von vorn nach hinten gespannt. Sie verläuft wie eine Acht um die drei Körperöffnungen (Harnröhre, Scheide, After).

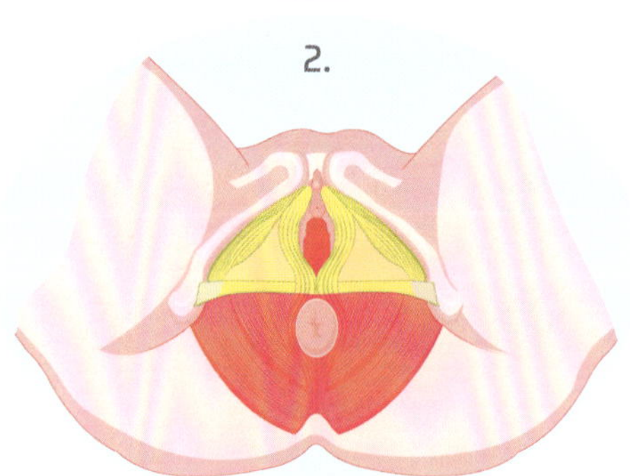

2. Mittlerer Beckenboden: Die Schicht verläuft fächerförmig quer zwischen den Sitzknochen. Sie liegt im vorderen Bereich des Beckens, direkt unterhalb der Blase.

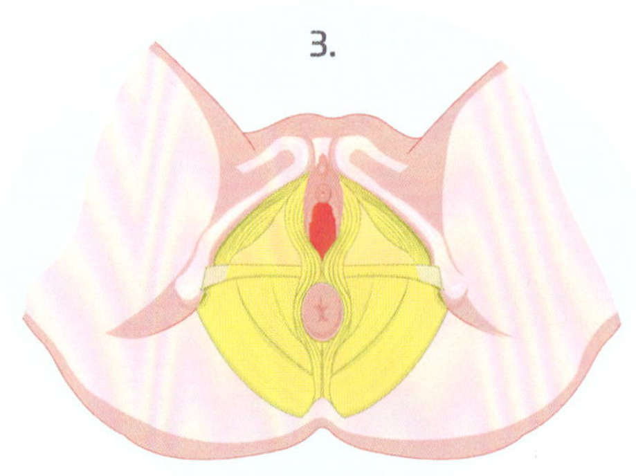

3. Innerer Beckenboden: Dies ist die stabilste und breiteste Schicht. Sie trägt die Hauptlast der Organe und ist im ganzen Beckenraum verspannt. Sie zieht vom Schambein zum Steißbein.

Zusätzlich hat der Beckenboden eine Faszienschicht, die auf der innersten Muskelschicht liegt. Dies ist eine straffe bindegewebige Schicht, die durch großflächige und kräftige Faszienzüge die Beckenorgane an den knöchernen Innenwänden des Beckenrings aufhängt. Myofasziales Gewebe umhüllt außerdem die einzelnen Muskelstränge und verbindet die Schichten miteinander.

Friede beginnt damit,
dass jeder von uns sich
jeden Tag um seinen Körper
und seinen Geist kümmert.

Thich Nhat Hanh

Veränderungen des Beckenbodens in der Schwangerschaft

Der Beckenboden arbeitet die meiste Zeit, ohne dass du ihn bewusst anspannen musst. Mit der Hormonumstellung in der Schwangerschaft und dem zunehmenden Gewicht des Babys gerät der Beckenboden in Stress und muss liebevoll in seiner Arbeit unterstützt werden.

Idealerweise lernen Frauen ihren Beckenboden schon vor der Schwangerschaft kennen. Sollte dies nicht der Fall sein, wird es allerhöchste Eisenbahn. Anhängerinnen der Philosophie, der Beckenboden dürfe während der Schwangerschaft nicht gekräftigt werden, sondern die Frau solle sich nur auf das Loslassen konzentrieren, kann ich nicht zustimmen und finde es im Gegenteil grob fahrlässig, Frauen nicht in ihrem Training zu unterstützen. Die Geburt wird durch einen gut einsatzfähigen Beckenboden nicht erschwert. Wenn die Frau weiß, wie sie ihren Beckenboden anspannen, aber auch ganz bewusst loslassen kann, hat sie schon ein gutes Stück Geburtsvorbereitung geschafft.

In der Schwangerschaft ist es also wichtig, beides zu lernen, sowohl den Beckenboden anzuspannen, um dem Gewebe Kraft zu geben und ihn in seiner stabilisierenden und tragenden Rolle in Bezug auf die Bauchorgane zu unterstützen, als auch ihn zu entspannen, um den Geburtsverlauf zu begünstigen. Während der Geburt muss sich der Beckenboden plötzlich öffnen, um den Austritt des Babys zu ermöglichen. Für das Baby ist er quasi das Tor zur Welt. Nach der Geburt soll der Beckenboden dann wieder zurück in seine Haltefunktion. Ganz schön viel Arbeit für den Beckenboden. Unterstütze ihn also nach Kräften dabei!

Jede zweite Frau ist im Laufe ihres Lebens von Beckenboden-Beschwerden betroffen. Es lohnt sich also, frühzeitig mit dem Training zu beginnen.

Der Beckenboden und seine Verbündeten

Der Kiefer

Freunde sind einfach toll. Sie helfen uns aus der Patsche oder haben die zündende Idee, wenn wir mal nicht weiterwissen. Umso schöner, dass auch der Beckenboden solche Freunde hat. Einer dieser Freunde ist der Kiefer.

Es besteht ein reflektorischer Zusammenhang zwischen diesen beiden Freunden, den du gut spüren kannst. Sauge beispielsweise gegen einen Widerstand Luft ein. Kannst du spüren, wie automatisch der Beckenboden mitgeht und sich anspannt? Das ist das Prinzip. Beide Strukturen sind im Körper so eng miteinander verwoben, dass der eine meist nicht ohne den anderen kann. Spannt sich einer an, möchte das der andere auch tun.

Genauso läuft es umgekehrt beim Entspannen. Während der Geburt ist es zum Beispiel wichtig, den Beckenboden zu entspannen. Dies geht jedoch nur schwer, wenn der Kiefer fest ist. Oft ist es so, dass Stress über den Kiefer kompensiert wird. Die Geburt kann solch einen Stressmoment auslösen Der Kiefer wird also unterbewusst angespannt. Dieser feste Kiefer-Stressmechanismus verhindert somit, dass der Beckenboden wirklich loslassen kann.

Mit diesem Wissen lässt es sich gut arbeiten. So kannst du mithilfe des Kiefers sowohl lernen, den Beckenboden bewusst anzuspannen, als auch ihn zu entspannen.

Den Kiefer loslassen

Spüre in deinem Alltag immer mal wieder bewusst zu deinem Kiefer:

- ☆ Wie fühlt er sich gerade an?
- ☆ Hältst du irgendwo fest?
- ☆ Presst du die Zähne aufeinander, oder klebt die Zunge im Mundraum?

Falls du feststellst, dass sich der Kiefer unangenehm oder nicht locker anfühlt, versuche Folgendes:

- ☆ Atme durch die Nase ein.
- ☆ Atme über den leicht geöffneten Mund aus. Das muss kein besonders tiefer Atem sein. Ein Aushauchen reicht meist schon.
- ☆ Spüre nach ein paar Runden nach, was sich im Kiefer getan hat, und wiederhole die Übung gegebenenfalls.

Das Zwerchfell

Ein weiterer wichtiger Buddy ist das Zwerchfell. Beckenboden und Zwerchfell sind ein extrem gut eingespieltes Duo. Das Zwerchfell spannt sich wie eine umgedrehte Hängematte zwischen den Rippen auf. Der Beckenboden liegt in der richtigen Hängematten-Position im Becken. Bei der Einatmung zieht sich das Zwerchfell zusammen und schiebt die Organe nach unten in Richtung Beckenboden, und er weitet sich. Bei der Ausatmung entspannt sich das Zwerchfell, die Organe kommen nach oben zurück. Der Beckenboden zieht sich nun sanft zusammen, um die Ausatmung zu unterstützen. Ein Team also, das schon ganz gut ohne deine bewusste Hilfe funktioniert. Du kannst beim Üben auf der Yogamatte diesen eingespielten Mechanismus allerdings noch unterstützen, wenn du bei der Ausatmung den Beckenboden aktivierst und ihn bewusst anspannst und bei der Einatmung wieder bewusst loslässt. Somit wird der natürliche Tonus des Körpers unterstützt.

Don't worry!

Falls du über die Ausatmung den Beckenboden nicht anspannen kannst, ärgere dich nicht. Übe es ruhig erst einmal andersherum und spanne den Beckenboden bei der Einatmung an. Übe dies für kurze Zeit und versuche es dann erneut, indem du mit der Ausatmung in die Muskelaktivität gehst.

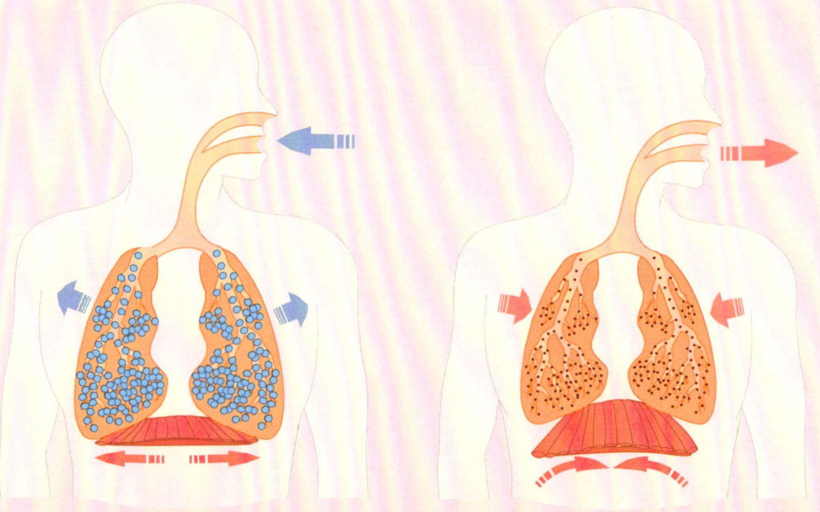

Die Füße

Die Letzten im Freunde-Bund sind die Füße. Die Fußgewölbe sind dem Beckenboden in seinem Aufbau ähnlich, und du kannst dir den reflektorischen Zusammenhang wieder zunutze machen, wenn du neue Impulse für das Training mit dem Beckenboden brauchst. Spüre diese Verbindung beispielsweise, indem du dich aufrecht hinstellst. Schiebe aktiv den Groß- und Kleinzehballen sowie die Ferse in den Boden und versuche, dein Fußgewölbe aktiv anzuheben. Schau mal, ob du dadurch auch einen Impuls im Becken spüren kannst.

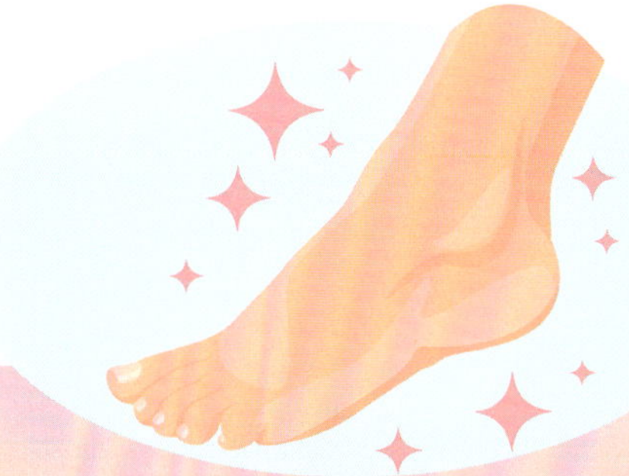

Fun Fact

In den Kursen berichten viele Teilnehmerinnen immer wieder, dass die Füße während der Schwangerschaft wachsen. Das hat mich am Anfang meiner Lehrtätigkeit mit den Schwangeren sehr irritiert. Waaas, warum sollen die Füße wachsen? Was ist los mit den Mädels? Sind das etwa die Hormone? Nach einer ausgiebigen Recherche wurde mir jedoch klar – das Fußwachstum kann so nicht stimmen. Vielmehr sind die hormonellen Veränderungen sowie das zusätzliche Gewicht, das die Frau zu tragen hat, der Auslöser. Auch die Füße stehen vor einer großen Herausforderung in der Schwangerschaft. Manche Füße geraten regelrecht in Stress, was sich durch Schmerzen und Schwellungen bemerkbar macht.
Die vielschichtige Muskulatur am Fuß besteht aus einem Quer- und einem Längsgewölbe. Bedingt durch die Hormone Progesteron und Relaxin wird die Muskulatur am Fuß während der Schwangerschaft weicher. Das zusätzliche Körpergewicht des Fötus und Wassereinlagerungen treffen auf eine weiche Muskelschicht. Das Fußgewölbe wird flach. Der Eindruck entsteht, dass der Fuß wächst.
Aber, keine Sorge. Der Fuß wächst nicht, sondern zeigt einfach nur an, dass auch er gern ein wenig Liebe und Training hätte.

Yoga-Wunderkiste

Schenke dir einen tatkräftigen Beckenboden!

Das moderne Beckenbodentraining ist nicht nur auf die muskuläre Anspannung ausgelegt, sondern bezieht auch das Nachgeben und Lösen mit ein. Vielen Frauen fällt es schwer, einen Zugang zum Beckenboden zu finden und die Muskulatur anzuspannen. Dies ist kaum verwunderlich, da man die Muskelaktivität nicht sehen kann (außer das Zusammenziehen des Damms).

Nimm dir daher ruhig Zeit beim Ausprobieren und lasse dich nicht entmutigen. Wähle immer wieder andere Übungen, Bilder und Visualisierungen, und so wirst auch du deinen Zugang zum Beckenboden finden. Bitte achte darauf, dass dein Bauch zu jeder Zeit entspannt bleibt und auch der Po nicht mitarbeitet (wir sind schließlich nicht im Sexy-Po-Bootcamp). Du willst den Beckenboden trainieren und vor allem auch das isolierte An- und Entspannen üben. Lasse dich nicht entmutigen – der Beckenboden ist mit dem Bauch und Gesäß durch Muskel und Faszienzüge verbunden. Es bedarf etwas Übung, bis du gezielt ansteuern kannst, was du gerade möchtest.

Und noch eine Randbemerkung: Frauen, die mit einem Kaiserschnitt entbunden haben, fragen mich immer wieder, ob sie auf das Beckenboden-Training verzichten können. Das ist nicht der Fall. Viel Stress entsteht für den Beckenboden bereits in der Schwangerschaft. Die Hormonumstellung und das Gewicht des Babys sind hier ausschlaggebend. Das i-Tüpfelchen ist dann die Geburt. Natürlich muss der Beckenboden noch mal einiges in Kauf nehmen, wenn ein menschliches Wesen durch ihn hindurchtritt, und das Training wird umso wichtiger. Doch letzten Endes sitzen wir alle im gleichen Boot und dürfen gemeinsam dem Beckenboden die Aufmerksamkeit schenken, die er verdient.

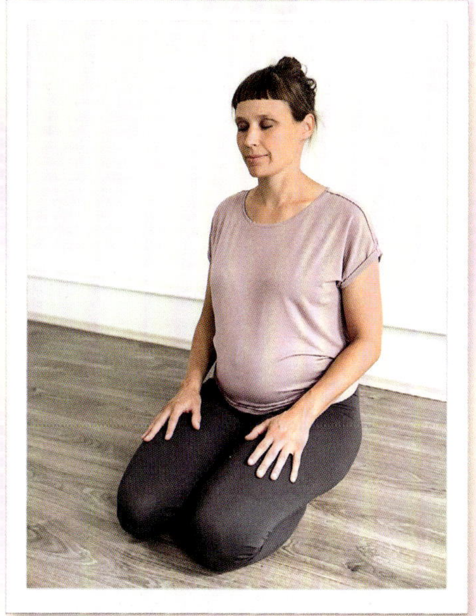

Hallo Beckenboden!

Setze dich auf ein dickeres Paar zusammengerollte Socken. So hast du etwas Widerstand und kannst den Beckenboden besser wahrnehmen. Spüre, wie der Atem mit der Einatmung bis tief nach unten Richtung Becken fließt und die äußere Beckenbodenschicht sanft gegen die Socken schiebt. Mit der Ausatmung lässt der Widerstand nach, und der Beckenboden bewegt sich zurück.

Nun atme kräftig mit der Einatmung nach unten in das Becken und versuche, mit der Ausatmung die Socken mit dem Beckenboden zu »greifen«. Ziehe sie nach innen und oben. Wiederhole die Übung für einige Runden.

Muskelpower – Drei Schichten aktivieren

Komme in den Vierfüßlerstand. Bleibe auf den Händen oder stütze die Unterarme am Boden ab. In dieser Position lastet nur wenig Gewicht auf dem Beckenboden, und er kann besser arbeiten. Mit der Einatmung schicke den Atem in Richtung Becken und spüre, wie sich der Beckenboden nach unten weitet. Mit der Ausatmung kommt er sanft nach oben.

Beginne mit einer der nächsten Ausatmungen, den Dammbereich zusammen- und nach oben zu ziehen. Löse ihn mit der Einatmung. Wenn das gut klappt, gehe einen Schritt weiter und versuche, beide Sitzknochen näher zueinanderzuziehen. Mit der Einatmung wieder lösen. Falls auch das gelingt, ziehe vorn das Schambein und hinten die Sitzknochen näher zusammen und mache das Becken klein. Mit der Einatmung lösen. Versuche, den Beckenboden jedes Mal mit der Einatmung wieder vollständig zu entspannen. Wenn du müde wirst, beende die Übung.

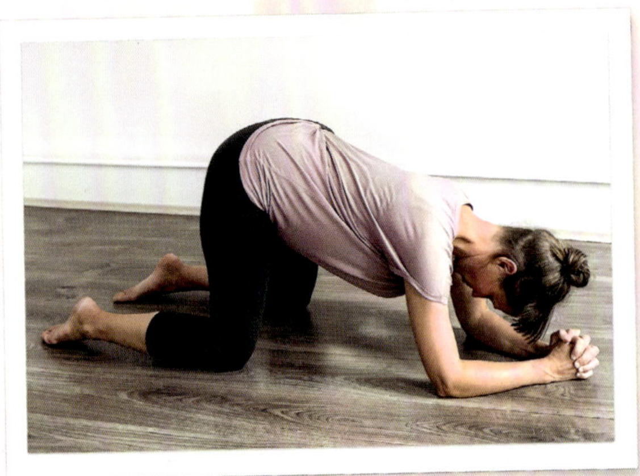

Wichtig: Halte die Gesäßmuskulatur und die unteren Bauchmuskeln völlig entspannt.

Öffnung des Beckenbodens

Dies ist eine gute Übung in Vorbereitung auf die Geburt. Komme in den sitzenden Schmetterling. Lege hierfür die Fußsohlen aneinander (nah am Körper oder etwas weiter weg) und setze dich gegebenenfalls leicht erhöht auf eine Decke oder ein Kissen.

Stelle dir nun vor, in deinem Becken wächst eine wunderschöne Blume. Diese Blume ist geschlossen. Schicke den Atem zu der Blume tief in dein Becken und spüre, wie sich die Blume mit jeder Einatmung öffnet. Mit der Ausatmung betrachte diese wunderschöne Blume. Mache diese Übung so lange, bis die Blume vollständig erblüht ist.

Falls du zusätzliche Aktivität in die Übung bringen möchtest, stelle dir vor, wie sich die Blume bei der Ausatmung nach innen und oben schließt.

Achtung: Bitte nicht bei einer Symphysenlockerung, frühzeitiger Wehentätigkeit, Cervixverkürzung oder Senkungsbeschwerden üben.

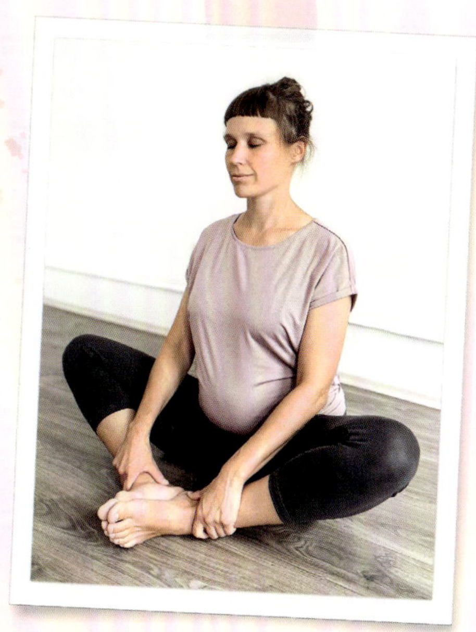

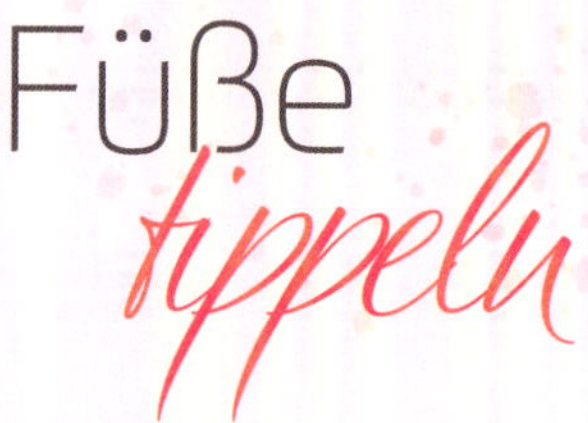

Füße tippeln

Stelle dich aufrecht hin und gib die Füße hüftbreit auseinander. Spüre in beide Füße und deren Kontakt zur Erde. Aktiviere sanft das Fußgewölbe und hebe es etwas nach oben an.

Gib dann die Hände auf den Bauch und mache ihn etwas leichter. Komme hoch auf die Fußballen und beginne, mit den Füßen zu tippeln. Du kannst so schnell oder langsam tippeln, wie du möchtest. Dein Beckenboden arbeitet die ganze Zeit mit.

Komme danach noch mal zum Stehen und halte die Wahrnehmung im Becken.

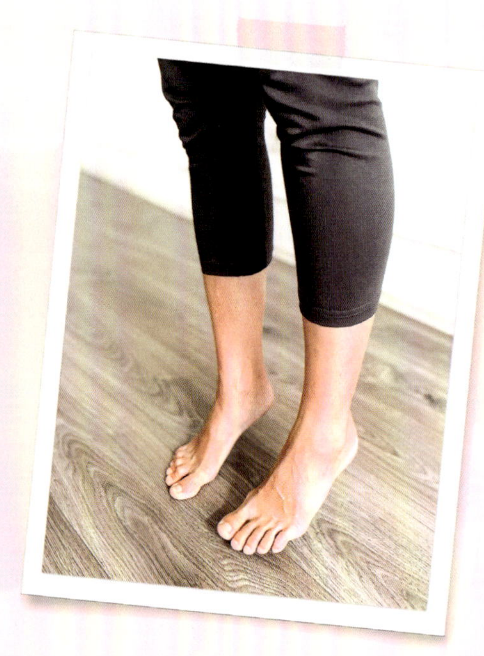

Die lieben Schwangerschaftshormone

Eine Teilnehmerin im Babybauch-Kurs erzählte voller Empörung von einem Erlebnis, das viele Schwangere so oder in abgewandelter Form mit Sicherheit kennen:

»Ich stehe in einer Drogerie an der Kasse und warte, bis ich bezahlen kann. Eine hektische Frau rempelt mich plötzlich von hinten an, und ohne sich zu entschuldigen oder mich zu beachten, stellt sie sich vor mich in die Reihe. Mit anderen Worten – sie drängelt sich ziemlich unverschämt vor. Ich weise sie darauf hin, dass ich vor ihr in der Schlange stehe und sie sich bitte hinten anstellen soll. Irgendwie könnte sie sich ja auch mal für das Anrempeln entschuldigen. Nichts. Sie beachtet mich einfach nicht. Ich spreche sie etwas lauter an, woraufhin sie sagt, sie sei in Eile und nur, weil ich schwanger sei, müsse sie mich ja nicht vorlassen. Der Wortwechsel geht eine Weile hin und her, bis ich irgendwann entnervt aufgebe. Ob der kräftezehrenden Diskussion bin ich sogar kurz davor, in Tränen auszubrechen. Ich bleibe hinter ihr und bezahle, während sie in einer Seelenruhe ihre Einkäufe verstaut. Als ich gerade aus der Drogerie laufe, höre ich noch, wie sie zur Kassiererin sagt: ›Die ist halt schwanger! Das sind die Hormone!‹«

Unglaublich, oder? Natürlich ist da viel los mit den Hormonen. Aber nicht mehr ernst genommen zu werden, das geht überhaupt nicht. Der Satz »Das sind die Hormone« sollte aus jedem Vokabular gestrichen werden.

Hier ein paar Fakten:

- Die Hormone sorgen für Wohlbefinden und Gesundheit. Sind sie im Gleichgewicht, bist du es auch.
- Die Botenstoffe sind Informationsübermittler und regulieren viele Körpervorgänge wie beispielsweise den Zyklus, die Atmung oder den Energiehaushalt.
- Die Schwangerschaft löst eine bislang nicht gekannte Konzentration an Hormonen im Körper aus. Viele Funktionen und Wirkweisen der Hormone sind noch nicht vollständig erforscht. Ihr komplexes Wechselspiel lässt die Emotionen und das Verhalten der werdenden Mutter öfter Looping fahren. Das ist nicht weiter schlimm. Doch wenn du weißt, was gerade in dir vorgeht, kannst du mit vielen Stimmungsschwankungen, wie Wutausbrüche oder Weinattacken, besser umgehen.

Die wichtigsten Hormone im Überblick

HCG

Sobald du schwanger bist, produziert dein Körper das humane Choriongonadotropin. Es sorgt in der Frühschwangerschaft dafür, dass der Körper Östrogen und Progesteron produziert, um die Schwangerschaft zu erhalten. HCG soll einer der Schuldigen für die Morgenübelkeit sein. Mein Trost war: Je übler es mir ging, desto besser und stabiler war die Schwangerschaft.

Östrogen

Es ist das weibliche Hormon schlechthin, ist am Zyklus beteiligt, sorgt für dichte Knochen, bereitet die Gebärmutter auf ihr Wachstum vor, bringt die Brust für die Stillzeit in Schwung und sorgt zusätzlich für den Babybauch-Glow. Östrogen »macht dich weich und durchlässig«, sowohl physisch als auch psychisch.

Progesteron

Das sogenannte Nesthormon sorgt für einen erhöhten Blutfluss, bewahrt vor frühzeitigen Wehen und bereitet den Milchfluss vor. Der Botenstoff verlangsamt den ganzen Organismus. Neben der Gebärmutter werden auch Magen, Darm und weitere Organe mit glatter Muskulatur gemütlich. Die Frau wird wunderbar weich, weicher, am weichesten … mit allen Vor- und Nachteilen.

Relaxin

Das Hormon wird erst in der Spätschwangerschaft ausgeschüttet und macht, wie könnte es anders sein, *noch* weicher. Es bereitet das Becken und alle umliegenden Strukturen wie Bänder, Gelenke und Bindegewebe auf die Geburt vor.

Yoga-Wunderkiste

Meditieren für mehr Gelassenheit

Ein ganz schön wilder und herausfordernder Hormoncocktail! Doch jedes einzelne Hormon, mit allem, was es so mit sich bringt, ist für die Schwangerschaft unerlässlich. Wie trinkt sich dieser Cocktail aber nun am besten? Finde hier in der Yoga-Wunderkiste Übungen, um dir deine Emotionen mal etwas genauer anzuschauen.

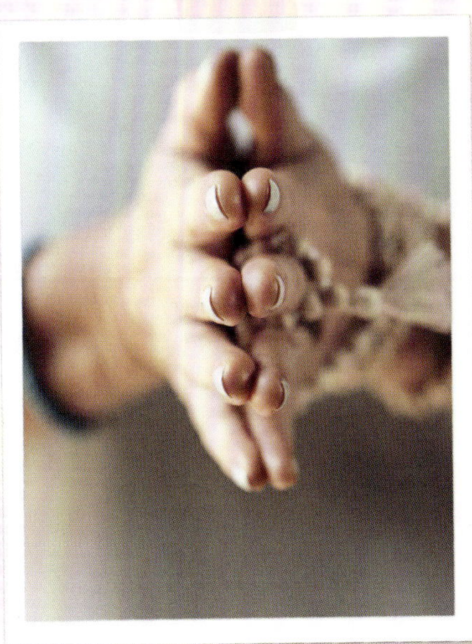

Meditation – Gefühle zulassen

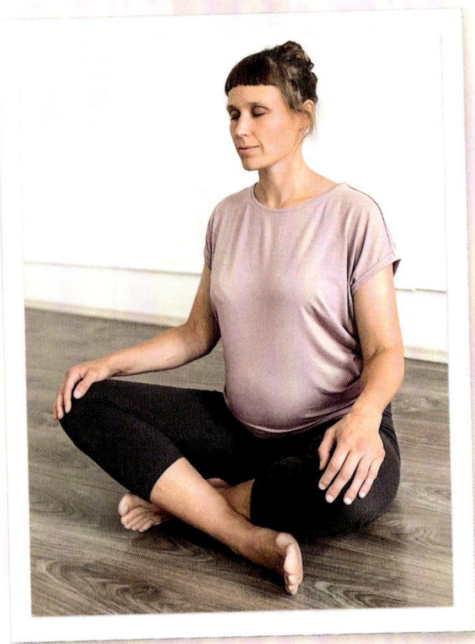

Lasse dich auf eine Meditation ein, in der du versuchst, einfach mal alles, was an Emotionen da ist, zu fühlen. Ich weiß, das ist nicht so leicht, da der Mensch die meisten Gefühle in »mehr davon« und »weg damit« einteilt. Leider klappt »weg damit« in den wenigsten Fällen. Doch das Nicht-haben-Wollen von bestimmten Emotionen macht sie so anstrengend. So ist es auch in der Kugelzeit. Daher versuche bitte, bei der folgenden Meditation keine Emotion wegzuschieben, sondern sie dir einfach anzuschauen. Leichter gesagt, als getan. Wenn es dir zu viel wird, beende die Meditation jederzeit. Vielleicht hast du zu einem späteren Zeitpunkt noch einmal Energie.

Komme in eine bequeme Position. Konzentriere dich für einige Runden auf den Atem. Entspanne dich und bringe die Wahrnehmung nach innen.

Gefühle wollen gefühlt werden. Erlaube dir, die nächste aufsteigende Emotion zu betrachten und zu spüren. Sonst musst du nichts tun. Stelle dir dabei folgende Fragen: Wo spürst du das Gefühl im Körper? Bewegt es sich im Körper? Hat es eine Farbe? Kannst du dem Gefühl ein Bild zuordnen?

Verweile so für einen Moment und fühle. Und dann spüre mal in dich hinein: Was möchtest du nun mit dem Gefühl machen? Gib einfach dem ersten Impuls nach. Wenn du mit den Gefühlen weiterarbeiten willst, konzentriere dich auf dein Herz. Atme zu deinem Herzen hin und öffne es mit jedem Atemzug. Spüre die Liebe in deinem Herzen. Alle Gefühle sind okay, lasse sie zu. Lerne sie besser kennen und hülle sie in Liebe ein. Widme dich dann dem nächsten Gefühl, mache eine Pause oder beende die Meditation.

Meditation – Der Wutlöwe

Für die nächste Meditation brauchst du eine große Portion Mut, denn es geht um die Wut.

Stelle dich breitbeinig hin. Gibt es gerade Wut? Spüre sie. Auf was bist du wütend: auf den Partner, die Chefin oder dich selbst? Wo sitzt die Wut im Körper? Vielleicht zeigt sie sich in Form eines Kloßes in deinem Hals oder als schwerer Stein auf der Brust? Lasse die Wut zu!

Den ersten Schritt des Fühlens bist du schon gegangen. Nun darfst du sie körperlich loslassen.

Strecke die Arme und blicke der Wut dabei fest in die Augen. Mit der nächsten Ausatmung winkle die Knie an und komme in eine Mini-Hocke. Winkle zusätzlich die Arme auf Schulterhöhe an und lasse alles raus: Öffne den Mund weit, mache ein Löwenfauchen und strecke die Zunge raus.

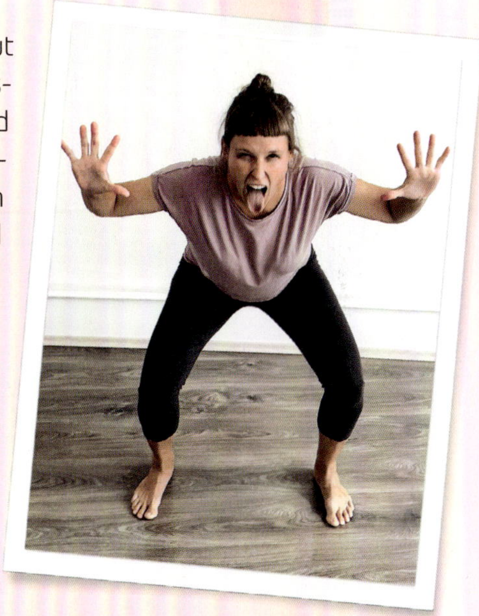

Gut gemacht, Löwenmama!

Wiederhole die Übung ein paar Mal.

Das Mama-Mantra – *Soham*

»Mantra« bedeutet sinngemäß: »Das, was diejenige beschützt, die es erhalten hat.« Es ist eine Silbe, ein Wort oder eine Wortfolge und kann laut gesprochen, gesungen, geschrieben oder für sich im Geist wiederholt werden. Der Klang des Mantras schenkt der Yogini Kraft, Ruhe und Ausgeglichenheit. Mein Lieblingsmantra für Mamas ist Soham: »Ich bin die, die ich bin.«

Nimm eine stehende oder sitzende Position ein. Schließe die Augen und finde einen entspannten Atem. Forme die Hände zu einer Schale. Die Handflächen zeigen nach oben, wenn du die Schale mit der nächsten Einatmung von unten nach oben führst. Leere die Schale dann aus, drehe dabei die Handflächen nach unten. Führe mit der Ausatmung die Hände nach unten. Bleibe bei diesem Bewegungsablauf.

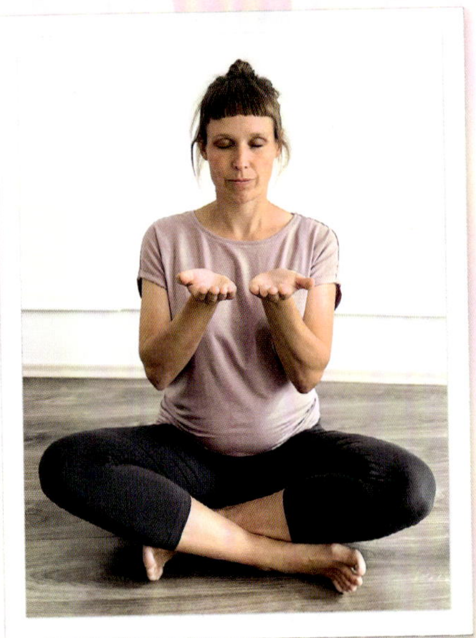

Wiederhole für einige Atemzüge:
»Soham: Ich bin die, die ich bin!«

Sei mit ganzem Herzen dabei und nimm den wohltuenden Klang des Mantras in deinem Inneren wahr. Mache weiter mit:
»Ich bin Liebe.«
»Ich bin weise.«
»Ich bin gelassen.«
»Ich bin stark.«
»Ich bin …« (Ergänze, was dir gerade in den Sinn kommt.)
»Soham. Soham. Soham.«
»Ich bin alles und noch so viel mehr!«

Give it a try: Falls du mit dem Mantra auf Sanskrit nichts anfangen kannst, probiere es einfach mit den kurzen Affirmationen. Gib dadurch deinem Geist eine positive Ausrichtung.

Vertraue deinem Körper

Dem eigenen Körper zu vertrauen ist gerade in der Kugelzeit unglaublich wertvoll. Du und dein Baby … ihr wisst genau, was ihr braucht. Das kann, so angenehm es auch ist, die Verantwortung abzugeben, kein Arzt von außen sagen und für euch entscheiden. Es lohnt sich also, das Vertrauen in dich selbst zu stärken. Was du dafür brauchst, hängt von dir und deiner Persönlichkeit ab. Es gibt unterschiedliche Übungen, die du gleich mal ausprobieren kannst:

Die Zusammenhänge verstehen

Je mehr du über die Vorgänge in deinem Körper weißt, desto besser kannst du ihn verstehen und dadurch Unwohlsein und Schmerzen leichter begegnen. Lies dich ein oder sprich mit deiner Hebamme.

Warum ist dir übel? Was hat das Ziehen in der Leiste zu bedeuten? Und, und, und. Am Ende verstehst du die unangenehmen Nebeneffekte einer Schwangerschaft besser, kannst sie dadurch leichter annehmen, das Richtige tun und den Mut aufbringen, dem Körper zu vertrauen.

Das Bauchgefühl zulassen

Nimm dir genügend Auszeiten und Momente der Ruhe, denn nur so kannst du in dich hineinspüren. Werde still, damit du deine innere Stimme überhaupt hören kannst. Vertraue dem Bauchgefühl. Es lenkt dich in die richtige Richtung. Wenn du etwas von außen brauchst, meldet sich der Bauch von ganz allein. Nimm dir jeden Tag fünf Minuten Zeit für Meditation und Stille. Konzentriere dich dabei einfach nur auf den Atem oder mache eine andere Meditation aus diesem Buch. Wenn immer alles laut um dich herum ist, kannst du deine innere Stimme schlecht wahrnehmen. Mit der Zeit wird dein Intuitionsstimmchen deutlicher, und du kannst dich entspannt darauf einlassen, deinem Bauch zu vertrauen.

Das Urvertrauen stärken

Schlechte Erfahrungen in der Kindheit oder schwierige Erlebnisse können dem Urvertrauen ganz schön zugesetzt haben. Um dieses wieder aufzubauen, braucht es eine große Portion Mut und Geduld. Doch es lohnt sich. Denn du wirst belohnt mit einer Gewissheit, dass dich nichts so schnell aus der Bahn wirft und alles im Leben einen tieferen Sinn hat, auch wenn es auf den ersten Blick nicht so scheint.

Die Yoga-Sequenz »Verwurzelt wie ein Baum« (siehe Seite 132) ist darauf ausgelegt, das Urvertrauen zu stärken. Probiere es doch direkt aus.

Positive Affirmationen wählen

Mache es dir mit einer Tasse Tee gemütlich und stärke dich mit guten, vertrauensvollen Gedanken. Du kannst sie laut aussprechen, im Geist vor dich »hinsagen« oder aufschreiben:

»Ich habe die Kraft, alles im Leben zu schaffen, was ich mir vornehme.«
»Ich vertraue auf mich und meine Fähigkeiten.«
»Meine Schwangerschaft ist einzigartig.«
»In mir passiert ein Wunder.«
»Ich vertraue auf die Kraft der Natur.«
...

Nimm dir die Zeit, auch deine eigenen positiven Affirmationen zu finden.

Wie du in diesem Kapitel siehst, ist nun einiges los bei dir. Nicht immer ist es leicht, sich auf die ganzen Veränderungen einzulassen. Désirée erzählte im Talk von ihrem geplanten Wanderurlaub in Korsika. Sie war gerade im zweiten Trimester. Sie fühlte sich eigentlich fit und wollte unbedingt eine große Wandertour machen. Doch schon nach kurzer Zeit merkte sie, dass sie ständig aus der Puste war, Pausen herbeisehnte und sich der Körper mit einem Ziehen im Bauch bemerkbar machte. Ab einem gewissen Punkt musste sie sich eingestehen – so geht es nicht weiter. Ihr Körper veränderte sich und brauchte Pausen. Sie war schwanger.

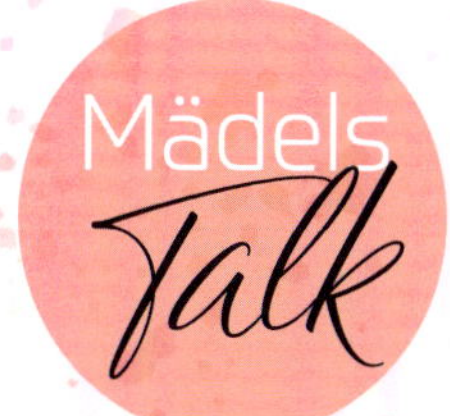

Tipps für eine entspannte Schwangerschaft

Jede Frau ist anders, und daher ist das eigene Erleben der Schwangerschaft auch sehr persönlich. Und dennoch sitzen wir bei vielem irgendwie auch im gleichen Boot. Daher ist es sehr wertvoll, mal reinzuhören, was der ultimative Tipp hinsichtlich einer entspannten Schwangerschaft der einzelnen Frauen aus dem Mädels-Talk ist. Wenn es nur eine einzige Sache gäbe, die sie dir mitgeben könnten, dann wäre es diese:

Marija: »Mir half und hilft es sowohl in meinem Alltag als auch in den beiden Schwangerschaften, gut auf mich und meinen inneren Kompass zu hören. Wenn ich merke, mir wird alles zu viel, lege ich mich einfach hin. Ich gönne mir jeden Tag etwas Zeit nur für mich!«

Noel: »Was viel zu meiner Entspannung in der Schwangerschaft beigetragen hat, war, dass ich versucht habe, keine Erwartungen zu haben! Die Veränderungen meines Körpers und das gefühlsmäßige Hoch-und-Runter habe ich mit einem Schmunzeln so genommen, wie es gerade kam. ›Es kommt so, wie es eben kommt‹ – mein Mantra in der Schwangerschaft.«

Désirée: »Mich stresst es, wenn ich mich mit anderen vergleiche oder mir zu viele Meinungen von allen möglichen Leuten anhöre. Mein Tipp ist: Vertraue auf dich und deine Fähigkeiten. Du schaffst das schon! Bleibe bei dir und im Augenblick.«

Denise: »Ich habe lange gebraucht, um herauszufinden, warum es mir in der Schwangerschaft so schlecht ging und was ich wirklich für mich brauchte. Eigentlich hat mir mein Körper klare Signale gesendet, aber ich bin oft darüber hinweggegangen. Bis ich irgendwann nicht mehr konnte. Mein ultimativer Tipp und was für mich Wohlbefinden in die Schwangerschaft gebracht hat, war zu reduzieren. Alles runterzufahren, mein Arbeitspensum, meine sozialen Verpflichtungen, meine Stressfaktoren, einfach alles viel, viel langsamer anzugehen!«

Die *neue Seele* willkommen heißen

Dein persönliches Wunder

Ein neues Leben wächst gerade in dir heran. Etwas Großes passiert genau jetzt, in diesem Augenblick. Am Tag der Geburt kommt wirklich ein voll entwickelter Mensch aus dir heraus. Ich konnte das bis zum Schluss nicht glauben, und doch war es natürlich so.

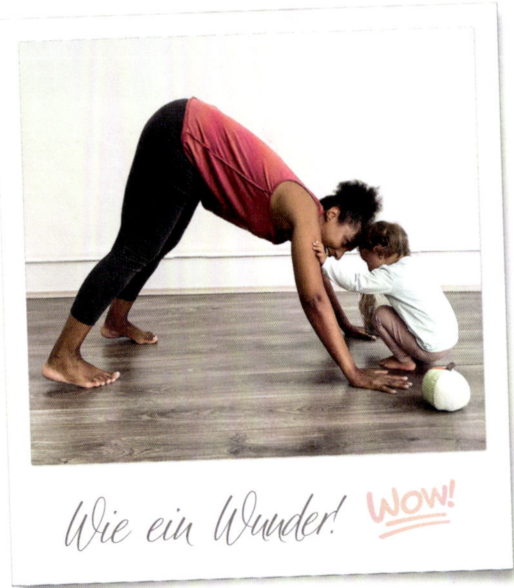

Schwanger zu sein bedeutet, neben dem Ausbilden eines menschlichen Körpers eine neue Seele zu empfangen und diese auf die Welt zu begleiten. Diese pure Essenz des Seins. Die Seele, die in Verbindung mit der Liebe steht, aus der wir alle geschaffen sind. Dein Baby ist verkörperte Liebe und sucht sich genau aus, zu welchen Eltern es kommen möchte.

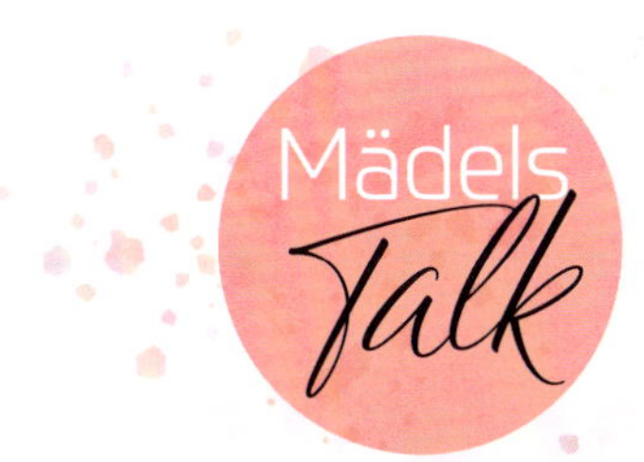

Einfach nur wow!

Bei den Interviews im Mädels-Talk habe ich jeder Frau auch die folgende Frage gestellt: Was waren deine ersten Gedanken, nachdem du einen positiven Schwangerschaftstest in den Händen gehalten hast?

Die Top-Ten-Antworten lauteten:

»Nichts – ich hatte einfach nur Tränen in den Augen.«

»Unglaublich.«

»Wie sage ich es bloß meinem Freund/Mann?«

»Wie wird das Baby wohl aussehen?«

»Wie soll ich das schaffen?«

»Endlich.«

»Oh nooooo.«

»Wie kann das nur sein?«

»Wie funktioniert das mit der Geburt?«

»Wie verändert sich mein Körper?«

So unterschiedlich die Antworten sind, so unterschiedlich ist für jede Frau das Empfinden einer Schwangerschaft. Ich bin zum Beispiel nach dem positiven Test völlig perplex und wie mit einem Brett vor dem Kopf umhergelaufen. Nach einer Weile ist das Brett jedoch umgeschwungen in ein leises Erahnen, dass da gerade etwas Unglaubliches in mir passiert. Mit der Zeit dachte ich sogar, alle um mich herum auf der Straße müssten doch sehen, was da so Magisches mit und in mir los ist. Natürlich gab es noch keinen Bauch oder sonstige Anzeichen einer Schwangerschaft, und dennoch wunderte ich mich über die schwache Resonanz der Menschen.

Der erste Moment kann mit einem Regenbogen, mit Sternenstaub und Glitzer umwoben sein, muss er aber nicht. Doch auch, wenn du zur Fraktion »Oh, mein Gott!« gehörst, halte kurz inne und denke darüber nach, was für ein unglaubliches Wunder da soeben passiert. Eizelle und Sperma treffen zum genau richtigen Zeitpunkt aufeinander und verschmelzen nun zu einem neuen Lebewesen. Deinem persönlichen Wunder.

Seelengeflüster

Im Yoga heißt es, die Seele eines Babys tritt etwa am 120. Tag der Schwangerschaft in den Körper der Mutter ein. Davor soll sie locker mit der Mutter verbunden sein und zwischen den Welten hin- und herwechseln. Ab dem 120. Tag bindet sich dann die Seele an die Eltern.

Im Yoga und in vielen anderen Kulturen wird diese besondere Zeit der Seelenbindung gefeiert. Insbesondere die werdende Mama wird in ihrer ganzen Schönheit und als Behüterin der Seele geehrt. Es wird gesungen, getanzt, gelacht, gedichtet und beschenkt. Ein Fest zu Ehren der wunderbaren Weiblichkeit und der neuen Seele.

Bevor du eine neue Seele willkommen heißen kannst, möchtest du dir vielleicht zuerst eigene Gedanken machen und dich mit dir und deinem Seelenwesen auseinandersetzen. Denn eine neue Seele einzuladen bedeutet zuallererst, Raum und Zeit zu schaffen, um sich mit sich und seinem eigenen Sein zu beschäftigen, sich selbst zuzuhören und sich zu spüren.

Nutze die Schwangerschaft, um folgende Fragen zu reflektieren:

- ☆ Was bedeutet Seele für mich?
- ☆ Wie sieht eine Seele aus?
- ☆ Wo zeigt sie sich im Körper?
- ☆ Wo komme ich her. Wo gehe ich hin?

Mir tut es immer gut, mich mit solchen Themen zu beschäftigen, mich bewusst von der materiellen Welt zu lösen und dem Geheimnis des Lebens nachzuspüren.

Wo im Körper hat die Seele ihren Sitz? Wir wissen es nicht genau. Ich stelle sie mir immer ganz nah bei meinem Herzen vor.

Ideen für eine Feier zu Ehren der schwangeren Frau

Bitte einen Lieblingsmenschen, diese Feier für dich zu organisieren und alle dir nahestehenden Personen einzuladen. Das Zusammenkommen dient dazu, dich zu stärken und dir zu zeigen, dass du und die ankommende Seele unterstützt und geliebt werden.

Rituale für die Feier:

- Vorlesen einer inspirierenden Geschichte
- Gemeinsames Singen des Adi Shakti Mantras (siehe Seite 60)
- Nennung guter Wünsche für Mutter und Baby
- Meditation zur Visualisierung eines goldenen Schutzkreises für Mutter, Baby und die ganze Familie (siehe Seite 173)
- Entzünden einer Kerze für das Wohl von Mama und Kind
- Gemeinsames Tanzen und Zelebrieren des Lebens
- Leckeres Essen
- …

Gemeinsam singen und das Leben feiern.

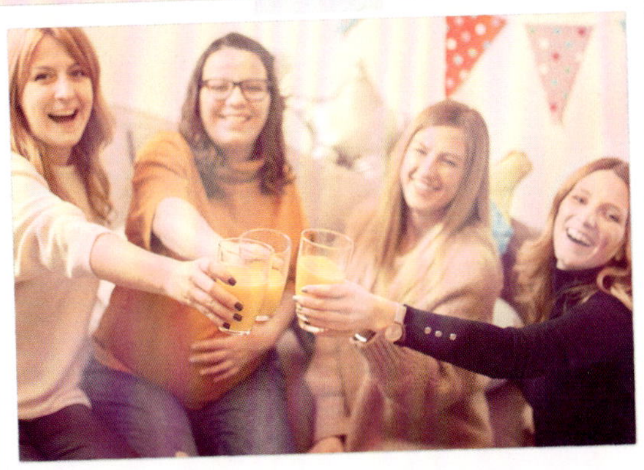

Yoga-*Wunderkiste*

Knüpfe ein besonderes Band zu deinem Baby

Viele Frauen haben den innigen Wunsch, bereits in der Schwangerschaft einen engen Kontakt zu ihrem ungeborenen Kind aufzubauen. Es ist etwas, dass das Herz tief berührt.

Noel aus unserem Mädels-Talk zum Beispiel spielt ihrem Baby abends gern Musik vor und legt dafür eine Spieluhr auf ihren Babybauch. Die Antwort kommt meist prompt zurück, und das Baby wird aktiv – da drinnen wartet wohl ein kleiner Tänzer auf seinen großen Auftritt.

Eine liebevolle Verbindung zum Kind zu knüpfen ist sehr bereichernd für die Schwangerschaft und schafft ein besonderes Band zur zarten Kinderseele.

Du bist da – das merke ich ganz deutlich an der Veränderung meines Körpers.

Suche dir doch eine der folgenden Übungen aus und verbinde dich bewusst mit deinem Kind.

Liebesbrief an dein Baby

Dekoriere einen Tisch mit Kerzen und hübschen Blumen. Vielleicht gibt es auch schon etwas, das du mit deinem Baby in Verbindung bringst, z.B. einen Strampler oder ein Kuscheltier. Lege hübsches Papier und Stifte zurecht. Setze dich bequem auf einen Stuhl und schenke dir einen Moment der Stille. Aus dieser Stille heraus schreibe deinem Baby einen Liebesbrief:

- Welche Gedanken und Emotionen steigen auf, wenn du an dein Baby denkst?
- Was möchtest du ihm mitteilen?
- Welche Wünsche hast du?
- Welche Hoffnungen?
- Welche Sorgen beschäftigen dich?

Tritt in Kontakt mit deinem Baby, teile ihm alles mit, was in dir los ist. Wie stellst du dir beispielsweise deine Traumgeburt vor? Wie soll euer gemeinsames Leben sein?

Die kleine Kinderseele nimmt alles auf. Es lohnt sich, darauf zu achten, was du denkst und fühlst. Baue eine liebevolle Kommunikation auf.

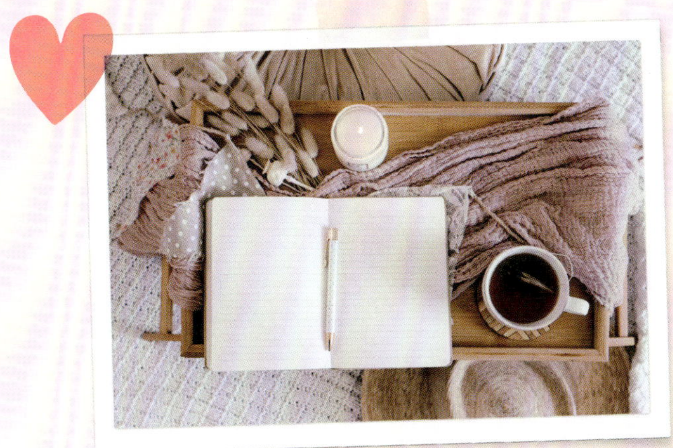

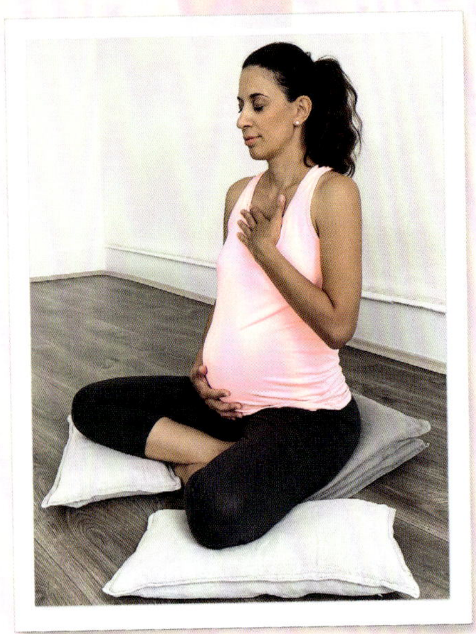

Singen des *Adi Shakti* Mantras

Ich liebe dieses Mantra und singe es gern in den Kursen mit den werdenden Mamas. Jedes Mal ist nach dem Singen eine ergriffene Stille im Raum. Singe dieses Mantra allein oder gemeinsam mit anderen Frauen. Es gibt wunderschöne Versionen im Netz. Du kannst dem Mantra lauschen und seine Vibration aufnehmen.

Adi Shakti Adi Shakti Adi Shakti Namo Namo.
(Ich verbeuge mich vor der ursprünglichen Kraft.)

Serbe Shakti Serbe Shakti Serbe Shakti Namo Namo.
(Ich verbeuge mich vor der allumfassenden Kraft und Energie.)

Pritham Bhagvati Pritham Bhagvati Pritham Bhagvati Namo Namo.
(Ich verbeuge mich vor allem, durch das Gott gestaltet.)

Kundalini Mata Shakti Mata Shakti Namo Namo.
(Ich verbeuge mich vor der schöpferischen Kraft der Kundalini,
der Kraft der göttlichen Mutter.)

Meditation der *liebenden Güte*

Mit der buddhistischen Metta- oder Liebenden-Güte-Meditation (Metta ist ein Pali-Wort und bedeutet übersetzt: Mitgefühl, Liebe oder Güte) nimmst du durch kurze Sätze innigen Kontakt mit deinem Herzen und den Menschen um dich herum auf. Du beziehst dein Baby, deine ganze Familie und natürlich dich selbst in die Meditation mit ein und erschaffst einen liebevollen und offenen Raum.

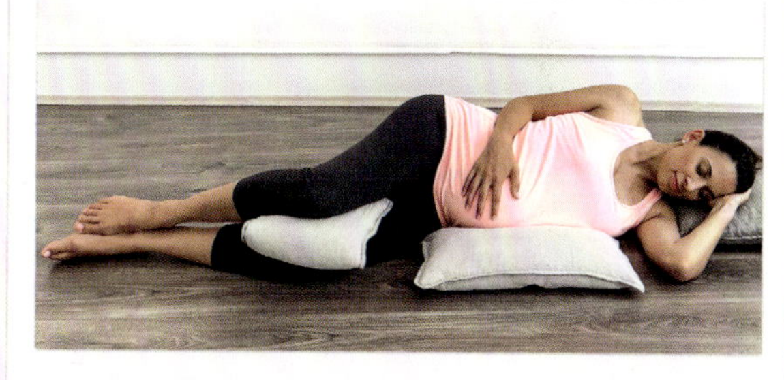

Nimm als Erstes Kontakt zu deinem Herzen auf. Atme ein paar Mal tief durch und öffne dein Herz großzügig. Spüre die Liebe für dich und deine ganze Familie.

Widme dich jetzt deinem Baby. Kannst du gerade seine Bewegungen wahrnehmen, oder schläft es? Lasse dein Herz noch weiter werden und widme dich dem ersten Metta-Satz: »Mögest du glücklich sein.« Wiederhole den Satz einige Male in deinem Geist und schicke die Absicht des Satzes zu deinem Baby. Verweile für einige Augenblicke in tiefer Verbundenheit mit deinem Kind.

Widme dich nun deiner ganzen Familie. Stelle dir vor dem inneren Auge alle Familienmitglieder vor: deinen Partner, dein Baby, weitere Kinder, dich – alle, die Teil deiner Familie sind. Spüre tiefe Dankbarkeit für die Menschen um dich herum. Wiederhole den folgenden Metta-Satz: »Mögen wir gesund sein.« Schicke den Satz voller Liebe zu dir und deiner Familie.

Widme dich dann dir selbst. Spüre, wie dein Herz fast überfließt vor Liebe und Zuneigung: »Möge ich unbeschwert leben.« Wiederhole den Satz einige Male und schließe die Meditation mit einem Moment der Stille ab.

Wenn's mal wieder *zwickt* und *zwackt*

Es gibt Licht am Ende des Tunnels

Auch wenn du das nicht gern hörst: Ein bisschen Auf und Ab gehört in der Schwangerschaft dazu. An besonders schwierigen Tagen hilft es vielleicht, dir bewusst zu machen, was für ein unglaubliches Wunder da gerade in dir passiert. Magie pur! An anderen Tagen funktioniert das aber wahrscheinlich nicht, und du denkst nur: Bitte holt mich hier raus!

Irgendwie musst du da jetzt durch. Es gibt Licht am Ende des Tunnels. Der schwangere Körper ist konstant in der Veränderung. Morgen gibt es bestimmt schon ein neues Wehwehchen, das dich auf Trab hält. Bleibe im Vertrauen – der Körper macht das schon und hat seine Gründe.

Erinnere dich bitte öfter daran – du musst nicht immer nur funktionieren. Lasse Arbeit Arbeit sein. Gib die anderen Kinder oder Organisatorisches im Haushalt an deinen Mann, eine liebe Freundin oder deine Eltern ab und lege hin und wieder die Füße hoch.

Ich habe zum Beispiel die Übelkeitsattacken in der zweiten Schwangerschaft auf dem Sofa »ausgelegen«. Dabei habe ich mir alle möglichen Netflix-Serien reingezogen. Als Mama eines kleinen Wirbelwindes wusste ich bereits, Serien würden für sehr lange Zeit nach der Geburt in weite Ferne rücken. Also, ab aufs Sofa und die angeschwollenen Beine hochlegen!

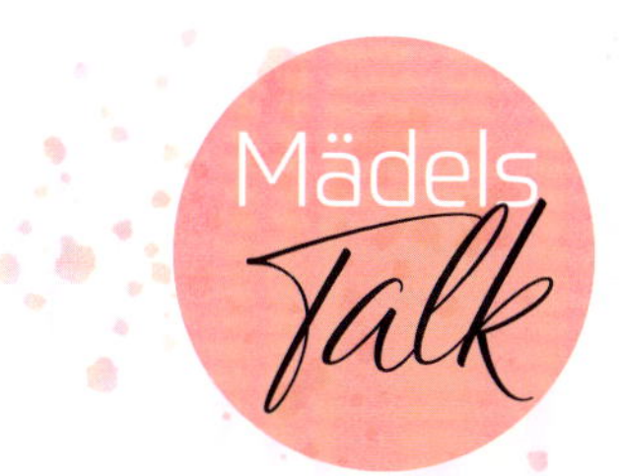

Kennst du das auch?!

Du bist nicht allein! Vor und nach meinen Schwangerschaftskursen geht es oft sehr laut zu. Warum? Die Frauen tauschen sich lautstark aus und klagen sich nicht selten alles von der Seele, was sich die Woche über aufgestaut hat. Das ist richtig und vor allem sehr wichtig.

Du kannst sicher sein, Übelkeit, Schlaflosigkeit und Co. sind nicht die Ausnahme und treffen viele Schwangere. Keine versteht dich deshalb so gut wie eine andere werdende Mama. Höre den Mädels mal zu:

Denise: »Meine dicken Füße bringen mich noch um.«

Désirée: »O jaaaaa, das kenne ich. Und die Übelkeit erst.«

Noel: »Mein Kreislauf macht manchmal ganz schön schlapp.«

Denise: »Hat jemand einen Trick gegen Verstopfung?«

Marija: »Müsst ihr auch so oft Pipi?«

Désirée: »Wann habt ihr eigentlich das letzte Mal durchgeschlafen?«

Marija: »Mir tut der untere Rücken sooo weh.«

Noel: »Ich glaube, mein Ischias klemmt!«

Die Unterhaltung könnten wir so noch stundenlang fortsetzen. Du siehst, es gibt viele Themen, die in der Schwangerschaft aufkommen können, aber natürlich nicht müssen.

Verschaffe dir Linderung

Bei vielen Beschwerden gibt es tolle Hausmittel, die dir helfen können. Bei anderen gibt es wenig, das du tun kannst, außer Augen zu und durch.

Wichtig!

Hole dir im Zweifelsfall fachkundigen Rat ein! Eins gilt bei allen Beschwerden: Solltest du dich unwohl fühlen oder dir unsicher sein, frage bitte deine Hebamme, deine Ärztin oder deinen Arzt um Rat! Lasse eine Übung im Zweifelsfall lieber weg!

In der Yogatherapie werden viele Beschwerden als wertvolle Zeichen des Körpers gesehen. Zeichen dafür, Gewohnheiten zu überdenken, mehr und richtige Bewegung in den Alltag zu integrieren oder sich Ruhe und Auszeiten zu gönnen. Eine Beschwerde ist keine Last, sondern ein Signal des Körpers, um für Unterstützung zu bitten.

Erinnere dich daran: Es ist nur in diesem Moment. Alles verändert sich. So geht auch diese Phase in der Schwangerschaft vorbei, und irgendwann wird es die Augenblicke geben, in denen du wehmütig an die Schwangerschaft zurückdenkst und an die Zeit, in der das Baby so nah unter dem Herzen war.

Auf den folgenden Seiten gehe ich auf die gängigsten Schwangerschaftsbeschwerden ein und erkläre dir, warum sie auftreten. Ich lasse es mir natürlich nicht nehmen, dir auch persönlich als Model geeignete Yogaübungen zu zeigen. (Wundere dich nicht: Ich bin auf den Fotos nicht schwanger.) In meinem Buch greife ich bewusst nur Übungen aus der Yogatherapie auf und lasse Kräuter, Homöopathie etc. weg.

Lasse dich nicht verrückt machen
und folge deinem Bauchgefühl.

Einige typische Beschwerden

Übelkeit und Erbrechen

Die Ursache der Schwangerschaftsübelkeit ist noch nicht vollständig geklärt. Mehrere Faktoren werden diskutiert: höherer HCG-Spiegel (humanes Choriongonadotropin), Vitamin-B_6-Mangel, eine verlangsamte Magentätigkeit, eine verminderte Muskelspannung am Mageneingang oder eine Infektion mit Helicobacter pylori. Doch am Ende ist es relativ egal, was der Auslöser ist, denn wirklich viel kann gegen die Übelkeit nicht gemacht werden. Es ist einfach nur unglaublich unangenehm.

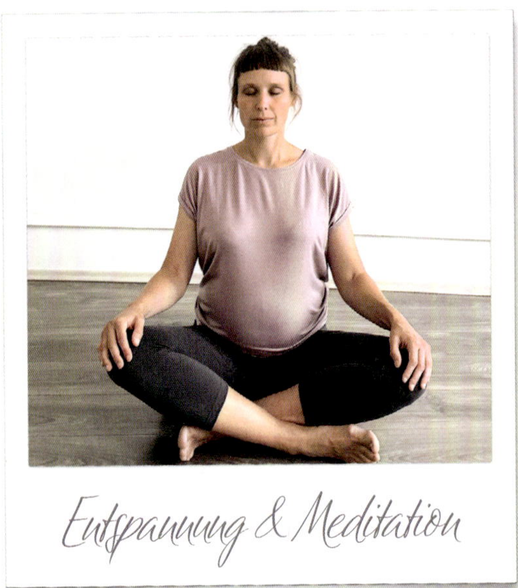
Entspannung & Meditation

Ein beruhigender Gedanke: Die Übelkeit ist ein Zeichen für eine stabile Schwangerschaft und vielleicht ein guter Moment, um dich achtsam mit dem heranwachsenden Leben in dir zu verbinden. Vielen meiner Kursteilnehmerinnen hilft es, den Blick für das Schöne zu öffnen und auf das heranwachsende Baby zu lenken. Du bist nicht allein, viele werdende Mütter leiden mal mehr, mal weniger unter Übelkeit, und meist ist sie nach etwa drei Monaten vorbei.

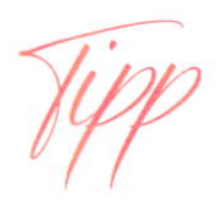

Generell: Musst du in der Schwangerschaft zum Beispiel liegen oder dich stark körperlich einschränken, dann kannst du dennoch Yoga praktizieren! Lasse einfach die Asanas weg und konzentriere dich auf die Meditationen, Entspannungen, Achtsamkeits- und Atemübungen.

Yoga-Wunderkiste

Den meisten Frauen ist eher am Morgen schlecht. Du kennst vielleicht auch den Begriff »Morgenübelkeit«. Gehe es daher morgens lieber langsam an und beginne beispielsweise mit einer kleinen Meditations- oder Achtsamkeitsübung im Bett.

Solltest du zu den Glückspilzen zählen, und die Übelkeit dauert den ganzen Tag an: Gönne dir immer wieder kleine Pausen und Entspannungen vom Alltag.

Wie gut das duftet!

Viele Schwangere haben ausgezeichnete Erfahrungen mit Zitrusduft gemacht. Lege dir eine aufgeschnittene Zitrone, Orange oder Grapefruit neben die Yogamatte oder wähle ein hochwertiges ätherisches Öl und gib vor der Yogaeinheit einen Tropfen direkt auf das Handgelenk. Schnuppere in den Asana-Pausen immer mal wieder ausgiebig an der frischen Duftnote.

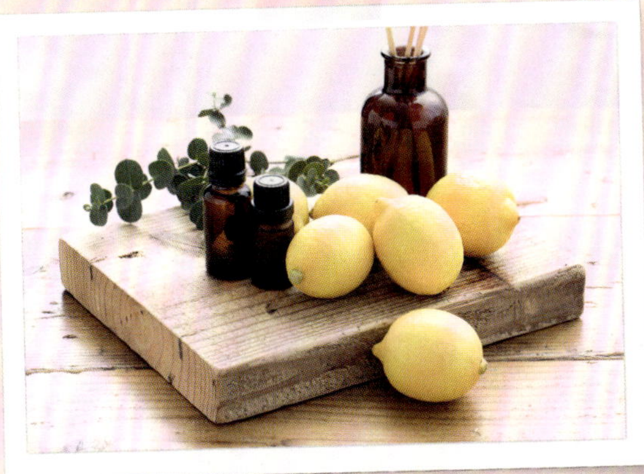

Meditation – Schön, dass du auf dem Weg bist

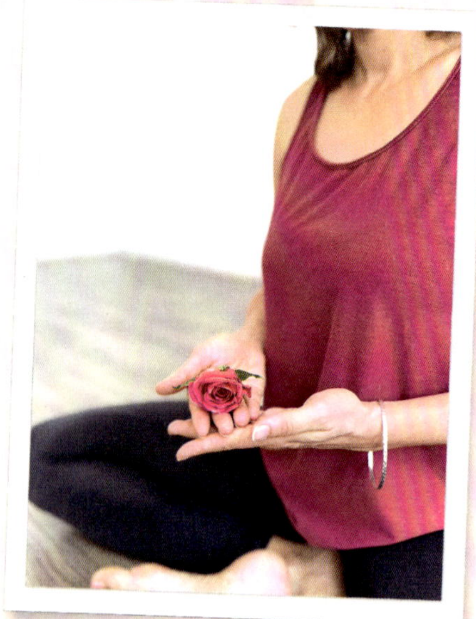

Mache es dir bequem und schließe die Augen. Atme ruhig und lies dir diesen Text durch:

»Willkommen mein Baby! Du bist nun da und nimmst langsam deinen Platz in meinem Bauch ein. In deinem eigenen Tempo bereitest du dich auf die Welt vor. Damit du in den nächsten Monaten ein ideales Zuhause hast, muss sich mein Körper ganz schön anstrengen. Er muss wachsen, sich immer wieder neu einstellen und dich mit allem Notwendigen versorgen. Weil mein Körper dies alles macht, wird es mir manchmal übel, und ich fühle mich unwohl. Anders wäre es mir lieber, aber ich verstehe, dass meine Übelkeit ein Zeichen für deine Präsenz ist. Ich freue mich soooo unglaublich auf dich! Und kann es kaum erwarten, bis du endlich bei mir bist.«

Achtsames Essen

Die effektivste Methode, die bei wirklich vielen werdenden Müttern aus den Kursen hilft, ist, konstant etwas zu essen. Das hält den Blutzuckerspiegel schön stabil. Manchmal ist es völlig okay, einfach das Nächstbeste zu greifen und loszumampfen (Achtung bei Süßem oder Saft – das bringt den Blutzucker schnell durcheinander). Wenn du mehr Zeit hast, mache eine Achtsamkeitsmeditation daraus:

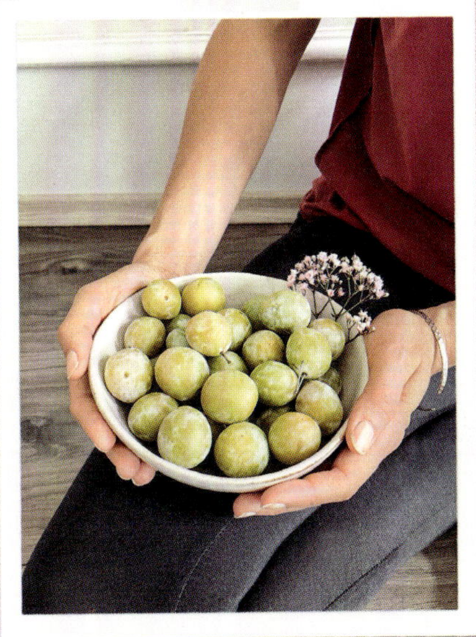

Nimm dir einen Moment und lausche in dich hinein. Worauf hast du Lust: saftiges Obst, ein Stückchen Brot oder eine Suppe? Wie sollte das Essen aussehen, riechen, schmecken? Wähle intuitiv aus, worauf du Lust hast (falls du es gerade nicht parat hast, schicke deinen Lieblingsmenschen zum Einkaufen!).

Sobald du alles hergerichtet hast, geht es los, und du kannst dein Essen mit allen Sinnen erleben. Ich leite dich am Beispiel einer Schale Mirabellen durch die Meditation:

- **Sehen:** Wie sieht die Schale voller Mirabellen aus? Welche Farbe und Form haben die Früchte? Wie ist ihre Konsistenz? Betrachte in Ruhe eine einzelne Mirabelle: Was kannst du alles sehen und entdecken?

- **Riechen:** Atme tief ein und schnuppere. Was fühlst und verbindest du mit dem Geruch? Riechen alle Mirabellen gleich oder doch unterschiedlich? Gibt es neben dem Hauptduft noch andere Duftkomponenten?

- **Fühlen:** Nimm eine Mirabelle in die Hand und spüre ihre Oberfläche. Wie fühlt sie sich an? Wiege sie in der Hand: Ist sie schwer oder leicht?

- **Schmecken:** Nimm eine Frucht in den Mund. Behalte sie im Mund und nimm den Geschmack war. Kaue dann ganz langsam: Wie verändert sich die Beschaffenheit der Mirabelle? Wie schmeckt sie nun? Gibt es einen Hauptgeschmack oder viele kleine?

- **Wenn es fast nicht mehr anders geht:** Schlucke sie hinunter. Wie fühlt sich das an?

Verweile noch ein wenig und spüre, ob du weiteressen möchtest.
Wenn du jetzt Lust auf Mirabellen hast, go for it!

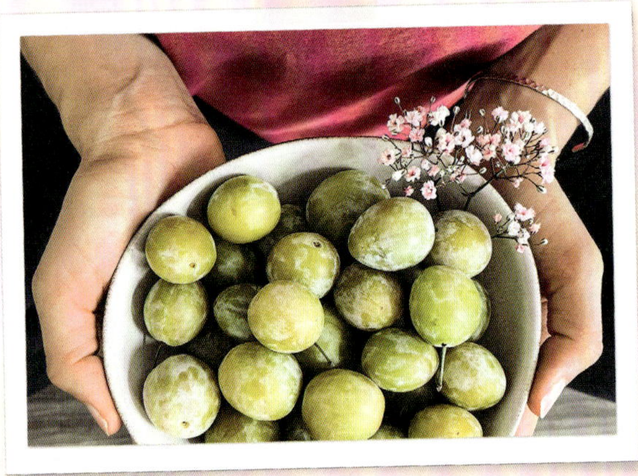

Sodbrennen

Fast die Hälfte aller Schwangeren leidet unter Sodbrennen. Die gute Nachricht vorweg: Das Brennen verschwindet relativ schnell nach der Geburt.

Verantwortlich für das Sodbrennen ist zumeist das Hormon Progesteron. Es macht den Körper auf der einen Seite schön weich für das Wachstum des Babys, auf der anderen Seite bringt es jedoch den Schließmuskel zwischen Magen und Speiseröhre zum Erschlaffen. Verspannungen im Zwerchfell und die wachsende Gebärmutter tun ihr Übriges für die funktionale Einschränkung des Magen-Schließmuskels. Die Magensäure fließt in die Speiseröhre zurück. Brennende Schmerzen in der Brust, saures Aufstoßen und Halsschmerzen sind die Folge. Im Liegen wird das Sodbrennen meist noch schlimmer.

Der Einsatz von Medikamenten hilft in den wenigsten Fällen und kann Nebenwirkungen wie eine verschlechterte Magnesium- oder Eisenaufnahme zur Folge haben.

Ich empfehle dir daher lieber, deine Ernährung unter die Lupe zu nehmen und ausgewogen, mit wenig Fett, Zucker und Scharfem, zu essen. Die Yoga-Wunderkiste hält brustöffnende und entspannende Asanas für das Zwerchfell sowie Achtsamkeits- und Entspannungstechniken parat.

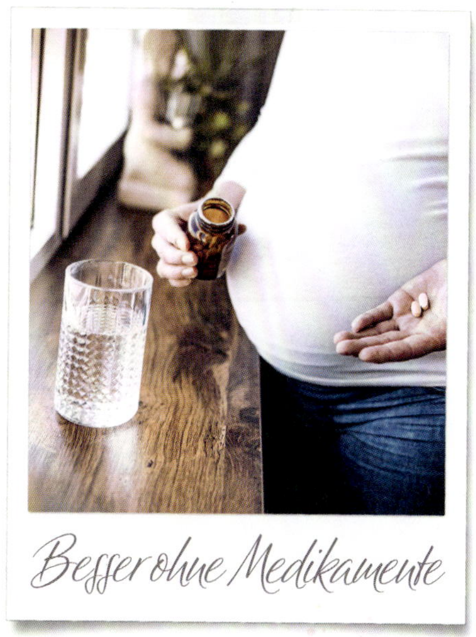

Besser ohne Medikamente

Yoga-Wunderkiste

Starten kannst du beispielsweise mit dem achtsamen Essen aus dem Abschnitt zu Übelkeit (siehe Seite 66). Und dann gibt es natürlich wieder ein paar hilfreiche Übungen für dich.

Entspannter Fisch

Setze dich auf die Matte und positioniere ein Kissen oder eine zusammengerollte Decke hinter dir. Lege dich dann mit dem Oberkörper über die Kissen (rolle dich über die Seite ab). Nimm die Arme neben den Körper und lasse dich angenehm schwer in die Kissen sinken. Entspanne die Schultern und nimm die wohltuende Öffnung im Brustbereich wahr.

Bringe die Wahrnehmung zum Atem und vertiefe ihn sanft. Spüre bei der Einatmung die angenehme Öffnung und entspanne dich bei der Ausatmung noch mehr. Genieße die Asana, solange du möchtest. Beim Rauskommen rolle dich über die Seite nach oben.

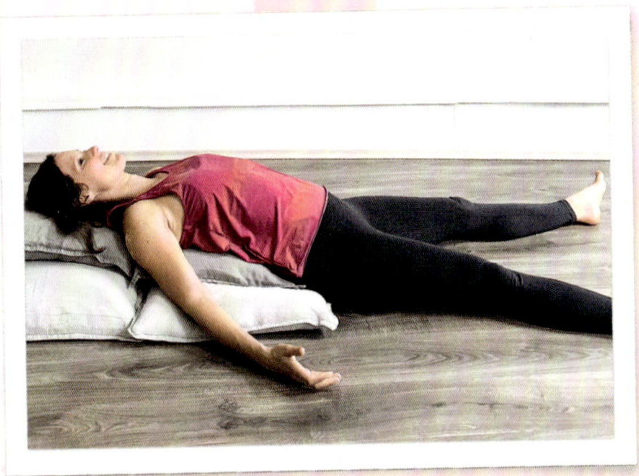

Atem-Entspannung

Komme in eine bequeme Position (die Entspannung passt auch wunderbar zum Fisch, siehe Seite 72). Konzentriere dich auf die Atmung und atme sanft in den Bauch ein und aus. Du kannst dir mit dem Atem zusätzlich Wärme oder Licht vorstellen. Führe jeden der folgenden Atemimpulse mindestens dreimal aus:

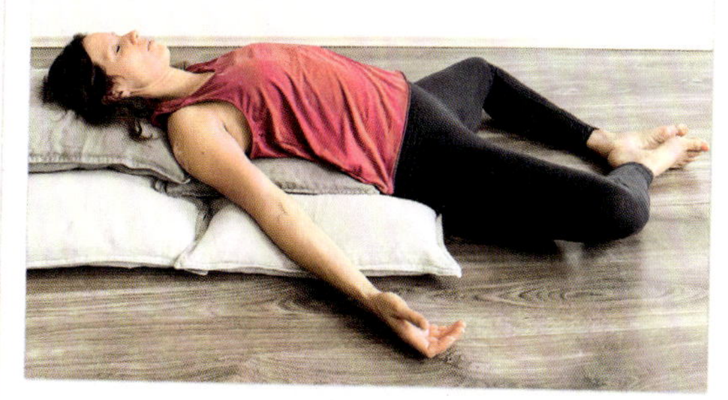

Atme in den Bauch ein. Atme aus und schicke den Atem (Wärme, Licht) vom Bauch in beide Beine bis nach unten zu den Zehenspitzen.

Atme sanft in den Bauch ein. Atme von hier aus und schicke den Atem in dein Becken. Spüre, wie sich die ganze Körperregion entspannt.

Atme in den Bauch ein. Atme aus und schicke den Atem in den unteren Rücken. Lasse mit der Ausatmung alles Schwere los.

Bringe den Atem nach oben in den Brustraum. Atme sanft in den Brustraum ein. Atme aus und schicke den Atem von der Brust bis in den oberen Rücken.

Atme in die Brust ein. Atme aus und schicke den Atem von hier in beide Arme bis in die Fingerspitzen.

Atme in die Brust ein. Atme aus und schicke den Atem über den Nacken bis in den Kopf. Entspanne mit jedem Atemzug mehr und mehr.

Atme in die Brust ein. Atme aus und schicke den Atem zu den Gesichtsmuskeln. Entspanne die Stirn, die Augenpartie und den Kiefer.

Atme mit dem ganzen Körper ein. Atme aus und schicke den Atem in jeden Winkel. Genieße den Atem und die Entspannung, solange du willst!

Rücken- und Ischiasschmerzen

Was soll ich sagen: Leider lassen sich Rückenschmerzen, zumeist ab dem zweiten Trimester, kaum vermeiden. Bedingt durch das hormonelle »Aufweichen« des Körpers, das zusätzliche Gewicht, die veränderte Statik und die immer größer werdende Gebärmutter hat der Rücken viel zu »tragen«. Mache dir klar: Der Rücken möchte dich nicht ärgern, ganz im Gegenteil. Meist hat er vor dem einsetzenden Schmerz schon viel ausgeglichen und sieht jetzt keinen anderen Ausweg mehr. Er möchte dir hiermit zeigen, dass du beispielsweise an deiner Haltung arbeiten, dich mehr ausruhen oder geeignete Dehnungen in den Alltag integrieren solltest.

In diesem Zusammenhang macht sich gern auch der Ischiasnerv bemerkbar. Er entspringt im Kreuzbein, wandert über den Po und die Beinrückseite bis nach unten in den Fuß. Verursacht werden Ischiasschmerzen hauptsächlich durch das vermehrte Körpergewicht und dessen Übertragung auf das weicher werdende Becken und die Muskulatur. Im wahrsten Sinne des Wortes wird der Ischiasnerv eingeklemmt. Einlagerungen von Flüssigkeit im Bindegewebe können den Nerv zusätzlich komprimieren.

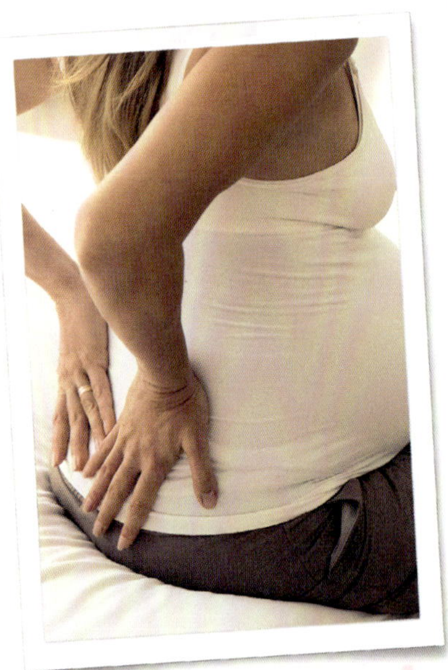

Mit diesem Wissen im Hinterkopf versuche, dem Zwicken im Rücken liebevoll zu begegnen. Er hat gerade sehr viel zu tun und auszubalancieren. Unterstützen kannst du ihn mit Bewegung. Mache dich doch gleich an die Yoga-Sequenzen weiter hinten im Buch (siehe Seite 124), gehe schwimmen oder tanzen. Vermeide zusätzlich einseitige Belastung wie viel Stehen oder Sitzen und gönne dir große Portionen Entspannung (beispielsweise in der Badewanne).

Yoga-Wunderkiste

Zusätzlich zu den Übungen mache dir immer wieder bewusst, wie du sitzt, liegst, gehst oder stehst, und vermeide ein Nach-vorne-Schieben des Bauches. Erinnerst du dich noch an die Mama von Seite 26, die sich mit ihrem Bauch den Weg auf der Straße freiräumt? So lieber nicht! Das begünstigt nur noch mehr ein unangenehmes Zwicken im Rücken.

Die Übung »Lebensachse Wirbelsäule« auf Seite 30 kannst du hingegen mehrmals in deinen Tag einbauen und immer wieder liebevoll das Becken aufrichten und dein Baby nahe zu dir heranholen.

Nadelöhr

Ich liebe diese Übung, da sie in zwei von drei Fällen nach kurzer Zeit Linderung bei Ischiasschmerzen verschaffen kann.

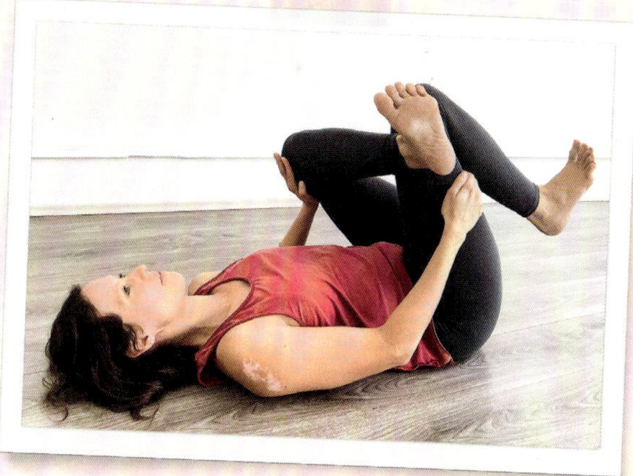

Komme in die Rückenlage und stelle den rechten Fuß am Boden auf. Lege den linken Knöchel über das rechte Knie und flexe die Zehen. Bewege dann das rechte Knie zum Oberkörper ran und das linke Knie vom Oberkörper weg.

Variiere mit deiner Hand- und Ellenbogenstellung. Nach ein paar Atemzügen wechsle die Seite.

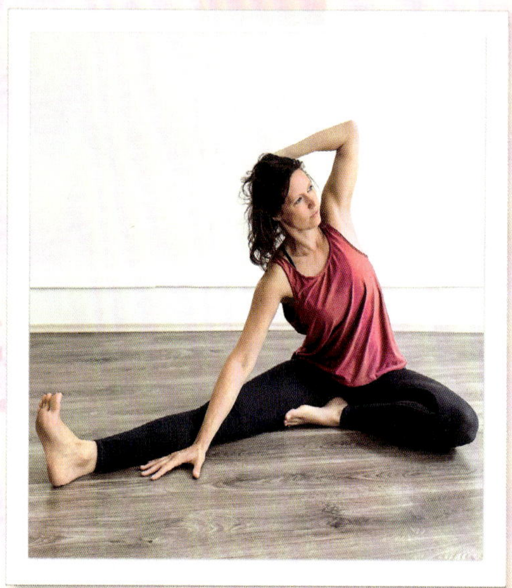

Kopf-*küsst*-Knie-Asana

Winkle im Sitzen das linke Bein an und lege den linken Fuß an die Innenseite des rechten ausgestreckten Beines. Spüre zu deinem Po und stelle einen guten Kontakt zur Erde her.

Richte das Becken sanft auf und hole dein Kind nah an dein Herz.

Drehe den Oberkörper nach links und lege dabei die rechte Hand an die Innenseite des ausgestreckten Beines. Lehne dich sanft nach rechts. Dabei geht der obere Arm nah am Ohr über den Kopf oder stützt den Hinterkopf.

Öffne das Herz noch mehr gen Himmel.

Kannst du die Dehnung im linken unteren Rücken spüren?

Atme in die gedehnte Seite und werde mit jedem Atemzug durchlässiger. Genieße!

Wechsle nach einigen Atemzügen die Seite.

Noch mehr Yoga für den zwickenden Rücken

Vieles aus dem Yoga kann dir bei Rückenschmerzen Linderung verschaffen. Blättere durch das Buch und finde Asanas, Entspannungstechniken & Co., die deinem Rücken guttun. Lasse dich inspirieren.

Es eignen sich explizit auch folgende Übungen:

- ☆ Verschiedene Yoga-Drehungen (siehe Seite 136 oder 157)
- ☆ Übung Beckenkreise (siehe Seite 106)
- ☆ Diverse Beckenboden-Übungen (siehe Seite 40)
- ☆ Übung »Brücke« (siehe Seite 163; eine der wenigen Übungen, mit denen du in der Schwangerschaft noch den unteren Rücken stärken kannst)
- ☆ Übung »Wirbelsäulen-Groove« (siehe Seite 159)
- ☆ Entspannung – Der Erde ganz nah (siehe Seite 143)

Bleibe achtsam. Prüfe immer wieder, welche Bewegungen dir Spaß machen und worauf du lieber verzichten solltest.

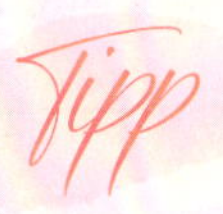

Eine meiner Lieblingshebammen ist großer Fan von Stützunterwäsche. Ich habe das während meiner zweiten Schwangerschaft auch ausprobiert und mir einen Shapewear-Schlüpfer zugelegt. Mega! Die Unterstützung tut gut, verbessert die Haltung und entlastet Bauch und Rücken. Da es ein paar Sachen zu beachten gibt, lasse dich am besten von deiner Hebamme beraten.

Schlafprobleme

Fast jede zweite Kursteilnehmerin klagt über Schlafprobleme! Eine Mama-Yogini hat in der Zeit zwischen 3:00 Uhr und 6:00 Uhr die komplette Erstausstattung für ihr Baby gestrickt. Eine andere hat sich im Selbstverfahren Italienisch beigebracht.

Und so sehen die Fakten aus: Die Ursachen für Schlafprobleme können vielfältig sein. Unter anderem wird es mit zunehmendem Körpergewicht immer schwieriger, eine geeignete Schlafposition zu finden (hier können Kissen zwischen den Knien oder spezielle Lagekissen helfen). Das erschwerte Atmen durch das hochgeschobene Zwerchfell macht der Mama zu schaffen, oder der Druck auf die Blase lässt sie nachts aufstehen. Die Hormone tun ihr Übriges: Hast du schon mal was vom »Prolaktinschlaf« gehört? Ab dem dritten Trimester wird das Hormon Prolaktin (zuständig für die Milchproduktion) vermehrt ausgeschüttet. Es bewirkt einen oberflächlichen Schlaf und sorgt dafür, dass du nicht in den Tiefschlaf fällst.

Mit der näher rückenden Geburt und den bevorstehenden großen Veränderungen können auch Ängste und viele Sorgen schlaflose Nächte herbeiführen. Die großen körperlichen Herausforderungen und die Umstellung der gesamten Lebenssituation müssen mental verarbeitet werden.

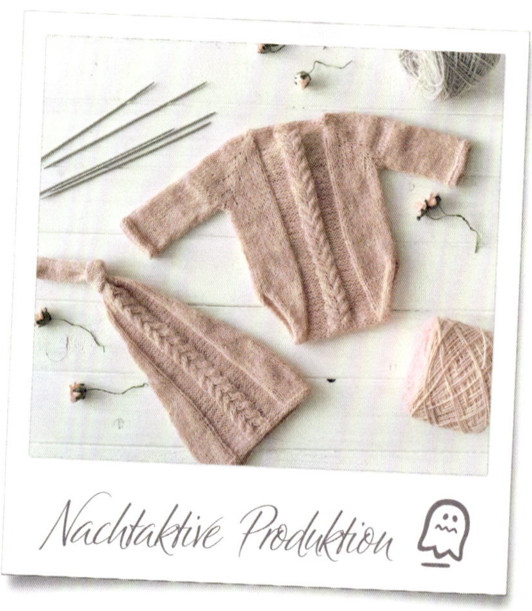

Über die Angst

Angst ist eine sehr kraftvolle Emotion. Sie hat rein gar nichts mit der Realität zu tun und ist sehr individuell. Soll heißen, was der einen Angst macht, ist für die andere nebensächlich. Vom Verstand her weißt du wahrscheinlich, dass du keine Angst zu haben brauchst. Dennoch läuft das »Kopfkino« lautstark. Die Angst hat den Körper fest im Griff, und alles in dir begibt sich in den Stressmodus – Fight or flight! –, was auf Dauer gesundheitliche Folgen haben kann. Die Angst ist extrem aufmerksamkeitsliebend. Sie möchte nicht weggeschoben oder übersehen werden. Sie braucht einen gewissen Raum, damit sie sich angenommen fühlt und verabschieden kann.
Doch wie kannst du nun mit der Angst umgehen?

Hier ein paar Ideen für dich:

- **Atemübungen:** Die beruhigenden Übungen des Atems wirken wahre Wunder. Fokussiere dich besonders auf eine lange und langsame Ausatmung.
- **Meditation:** Nimm dir ausreichend Zeit, mit dir und deiner Innenwelt in Kontakt zu treten.
- **Tiefenentspannung:** Gönne dir eine Auszeit. Wähle eine Entspannungsmethode (beispielsweise eine Anleitung aus diesem Buch/einen Spaziergang/ein warmes Bad) und mache es dir gemütlich.
- **Journaling:** Eine tolle Methode ist es, die Gedanken aufzuschreiben und sich so alles von der Seele zu reden. Einfach hinsetzen, und los geht's. Denke nicht zu viel darüber nach oder wie jemand anderes dein Geschriebenes finden könnte. Das Ganze geht auch ohne Papier: Man nennt es das gute alte Selbstgespräch.

Sollte die Angst aber überhandnehmen und dich deiner Lebensfreude berauben, suche dir unbedingt professionelle Hilfe!

Yoga-Wunderkiste

So vielfältig Schlafprobleme sein können, so unterschiedlich sind deine eigenen Bedürfnisse, wenn du nachts nicht schlafen kannst. Was ist die Ursache für dein Wachliegen? Je nachdem, wie die Antwort ausfällt, wähle eine beruhigende Atemübung, eine veränderte Liegeposition oder eine bestimmte Meditationsübung. Finde in der Wunderkiste ein paar Anregungen:

Goodbye Angst-Meditation

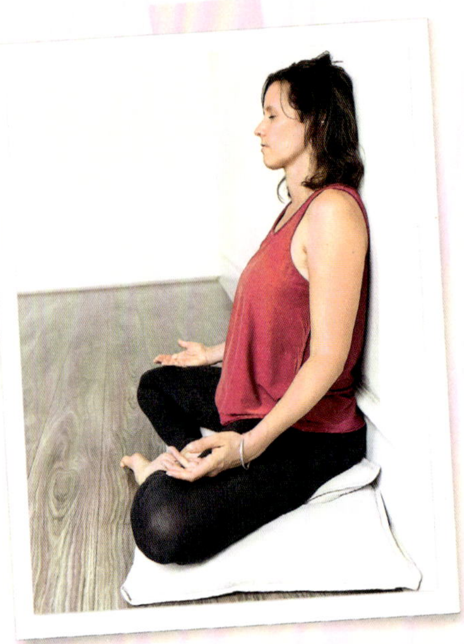

Finde eine bequeme Sitzposition. Lehne dich an einer Wand an und unterstütze dich mit genügend Kissen. Verbinde dich mit dem Atem.

Die Schwangerschaft ist eine aufregende Zeit. Wenn du an deine Schwangerschaft, die bevorstehende Geburt oder die Zeit mit dem Neugeborenen denkst, was siehst du? Welche Bilder entstehen vor deinem inneren Auge? Kommen dabei Ängste auf? Wo kannst du die Angst im Körper spüren? Lasse dir Zeit!

Mache dir bewusst: Angst ist eine Form der Energie. Wenn du sie als diese annimmst – welche Energie hat deine Angst? Ein Kribbeln, Pulsieren, Zusammenziehen …? Kannst du spüren, wie sich die Angst im Körper bewegt?

Verändert sich etwas, wenn du die Emotion annimmst, wie sie wirklich ist – als eine Form der Energie. Nicht mehr und nicht weniger.

Nimm dir die Zeit, die Angst vollkommen zu fühlen. Wie verändert sie sich? Wie wandert die Energie durch deinen Körper? Erkenne, was in deinem Körper passiert, sobald du sie ganz annimmst und eintauchst.

Das Unangenehme der Angst liegt nicht in der Angst selbst begründet, sondern in der Ablehnung des Angstgefühls. Aber ist sie noch so furchteinflößend, wenn du die Angst als Energieform ansiehst? Jede Emotion ist ein Teil des großen Ganzen.

Bleibe so lange in der Meditation, wie du möchtest.

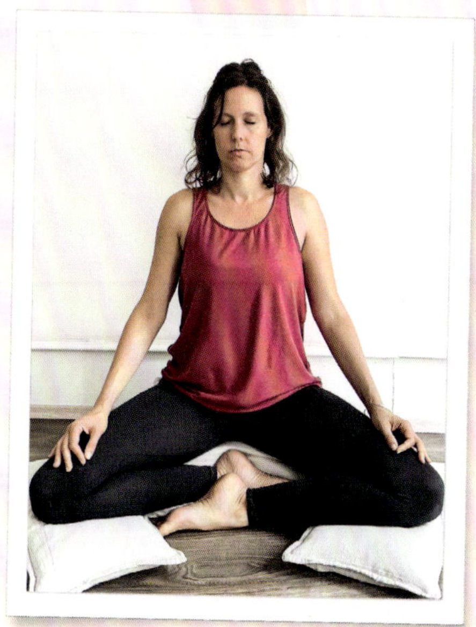

Badewannen-Wechselatmung

Die Wechselatmung kannst du überall machen. Im Sitzen, im Liegen oder im Stehen. Mein absoluter Geheimtipp ist die Badewanne. Ich habe mir öfter vor dem Zubettgehen ein Bad mit etwas Lavendelöl eingelassen und die Wechselatmung dort gemacht. Traditionelle Yoginis werden nun natürlich die Hände über dem Kopf zusammenschlagen. Was soll's – auch wenn es nicht der klassische Pranayama-Ort ist, probiere es ruhig mal aus.

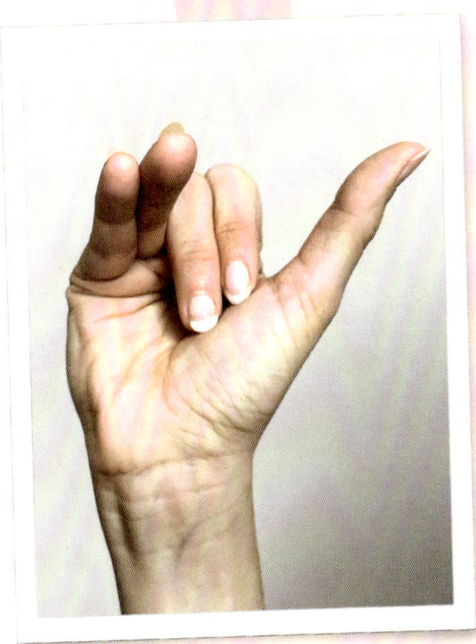

Rolle Zeige- und Mittelfinger der rechten Hand ein (Vishnu Mudra) und bilde so eine »Klammer« mit den Fingern. Lege die »Klammer« sanft an die Delle unterhalb des knöchernen Teils der Nase. Der Daumen berührt die rechte Delle, der Ringfinger die linke Delle.

Öffne die linke Nasenseite und atme ein. Am Ende der Einatmung nimm dir Zeit, um kurz innezuhalten und auf den Ausatemimpuls zu warten. Atme anschließend über die rechte Seite aus, verschließe dafür die linke Seite und öffne die rechte. Halte am Ende der Ausatmung wieder einen Moment inne und warte, bis der Einatemimpuls kommt. Atme über den rechten Nasenflügel ein, innehalten, atme über den linken Nasenflügel aus.

Wenn du Lust hast, kannst du eine weitere Komponente hinzufügen: Verlängere sanft die Ausatmung. Atme etwas länger aus, als du einatmest, und entspanne dadurch Körper und Geist zusätzlich.

Führe diesen Wechsel so lange aus, wie es dir guttut. Denke immer daran: Bleibe sanft in deinem Üben!

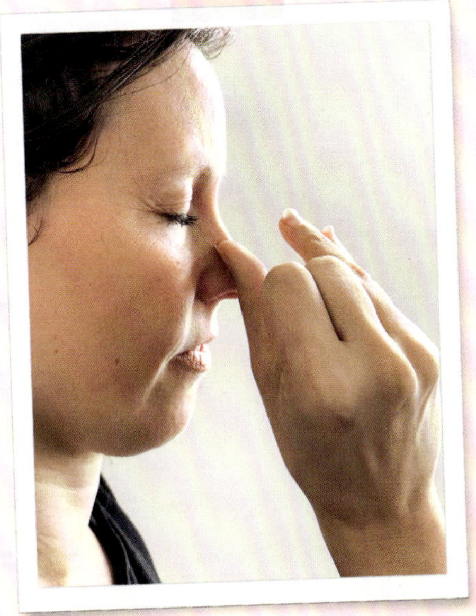

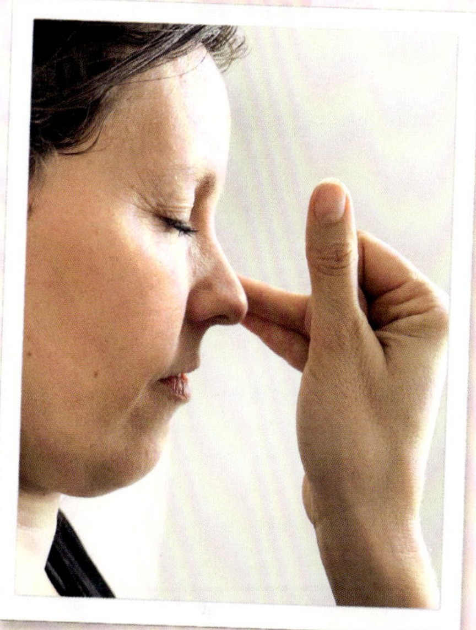

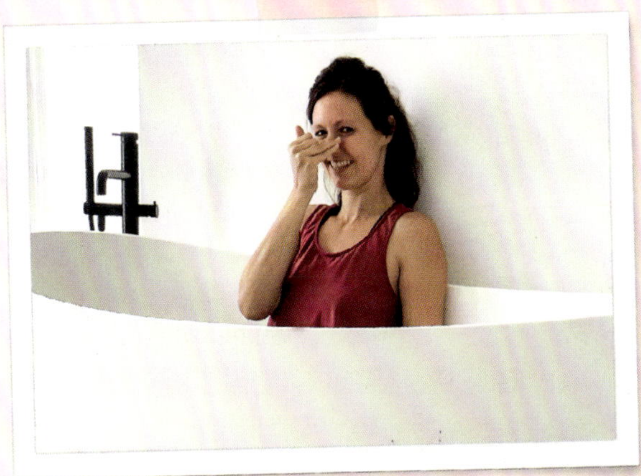

Schnelle Gehmeditation

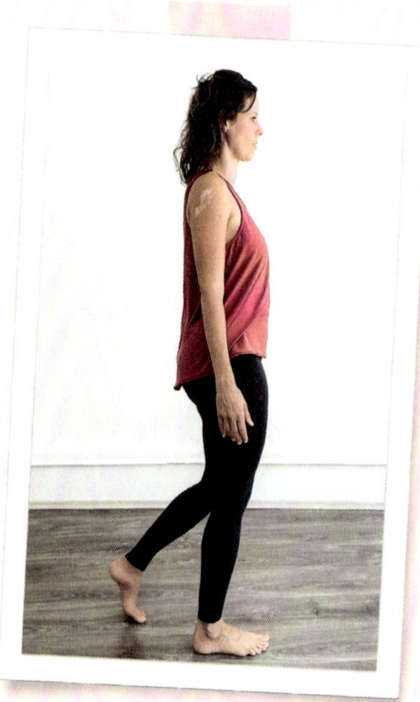

Aus vielen Erzählungen mit Müttern weiß ich, dass Bewegung und damit das Auspowern des Körpers für den Schlaf wahre Wunder wirken können.

Versuche folgende Gehmeditation: Starte in einem bequemen aufgerichteten Stand. Hole dein Baby näher zu deinem Herzen und laufe langsam los (egal wo: Dein Wohnzimmer ist genauso gut wie deine Lieblingsstrecke im Wald). Setze bewusst einen Fuß vor den anderen. Spüre ganz genau, wie du den Fuß aufsetzt und abrollst, spüre, wie sich dein Körpergewicht auf den Füßen verteilt. Wie ist dein Becken ausgerichtet, dein Oberkörper? Spüre, wie die Arme bei jedem Schritt mitschwingen.

Beschleunige den Schritt, ohne dabei die Achtsamkeit zu verlieren. Wie fühlt sich der Körper an, wenn du schneller wirst? Kannst du den Herzschlag spüren und den beschleunigten Atem? Laufe so schnell, wie es für dich heute angenehm ist. Du darfst ruhig so richtig ins Schwitzen kommen. Sobald du genug hast, werde langsamer und komme irgendwann zum Stehen.

Lasse während der Gehmeditation ruhig mal deine Aufmerksamkeit wandern. Wenn du im Freien bist, lausche den Vögeln, betrachte die Blumen oder spüre den Wind. Wenn du in der Wohnung bist, nimm die Beschaffenheit des Bodens wahr, betrachte das Lichtspiel der Sonne durch das Fenster oder rieche den besonderen Duft des Raumes.

Neben den genannten Übungen scheue dich nicht, deine Hebamme nach geeigneten Teesorten, Aromaölen oder persönlichen Tipps zu fragen. Sie hat bestimmt noch etwas auf Lager.

Verstopfung

Ein weiteres leidiges Thema in der Schwangerschaft ist die Verdauung. Ich kenne so viele werdende Mütter, die hinter vorgehaltener Hand von ihrer unliebsamen Verstopfung erzählen. Da sitzen wir doch irgendwie alle im gleichen Boot, und es muss dir nichts peinlich sein.

Mittlerweile kannst du dir natürlich denken, dass die Verstopfung etwas mit dem großartigen Umstellungs- und Wachstumsprozess während der Schwangerschaft zu tun hat. Erinnerst du dich noch an das Hormon Progesteron? Es macht den Körper bereit für das Wachstum des Babys und ist somit wirklich wichtig. Aber es bringt eben auch ein paar lästige Sachen mit sich: Die Muskulatur erschlafft (siehe Sodbrennen), und der Darm wird lahm: Verstopfung, Blähungen, Völlegefühl und Hämorrhoiden sind die Folge. Die wachsende Gebärmutter bringt den Darm ebenfalls zum Schwitzen. Außerdem machen Stress, Ängste und zu viele Gedanken dem Darm zusätzlich zu schaffen. On top kommt, dass viele Schwangere Eisenpräparate verschrieben bekommen, die es der Verdauung noch schwerer machen. Ich weiß, das sind alles Themen, über die wir nicht so gern sprechen. Aber die alten Yoginis wussten schon: »Je besser die Verdauung, desto besser das Wohlbefinden!«

Die langsame Verdauung hat aber auch etwas Positives: Mehr Nährstoffe können aus der Nahrung gezogen werden, die wichtig für dich und dein Baby sind. Jede Medaille hat also zwei Seiten, und bei allem, das dir gerade passiert, hat sich der Körper etwas gedacht. Es lohnt sich, hinter die Kulissen zu schauen – mit dem wachsenden Verständnis für den eigenen Körper wird manches vielleicht erträglicher.

Der Darm hat es gerade wirklich nicht leicht. Schenke ihm ein kleines Lächeln, das freut ihn bestimmt, und es lohnt sich, sich mit anderen Mamas auszutauschen, zu schauen, was ihnen geholfen hat, und Beschwerden mit der Hebamme zu besprechen.

Yoga-Wunderkiste

Aus dem Yoga habe ich in Sachen Darm gleich noch ein paar hilfreiche Tipps für dich. Zuerst würde ich jedoch die Ernährung unter die Lupe nehmen: Ballaststoffreiche, wenig stopfende Lebensmittel und viel Flüssigkeit in Form von Tees und Wasser sind der Schlüssel. Es gibt tolle Blogs im Netz, die sich dem Thema widmen. Hier findest du oft auch den Rat, Yoga zu machen. Doch warum eigentlich?

Wie du hoffentlich schon gemerkt hast, ist ganzheitliches Yoga ein kleines Wundermittel bei vielen Beschwerden. Auch der Verdauung hilft es, dich auf der Matte in alle Richtungen zu bewegen und den Körper in Schwung bringen.

Insbesondere die tiefe Bauchatmung (siehe Sequenz »No drama«, Seite 145) bringt durch die Zwerchfellbewegung die inneren Organe und den Darm so richtig auf Trab. Übe sie am besten täglich für einige Runden.

Yogadrehungen haben ebenfalls einen schwungvollen Effekt, und eine tägliche Gehmeditation hält den Körper im Allgemeinen und insbesondere den Darm richtig fit. Bewegung ist einfach gut für die Verdauung und gibt dir ein besseres Gefühl.

Bitte nimm dir ausreichend Zeit für Entspannung und Meditation, damit der nervige Stress erst gar keine Chance hat und dir auf den Darm schlagen kann.

Hier noch ein paar ausgewählte Yoga-Übungen:

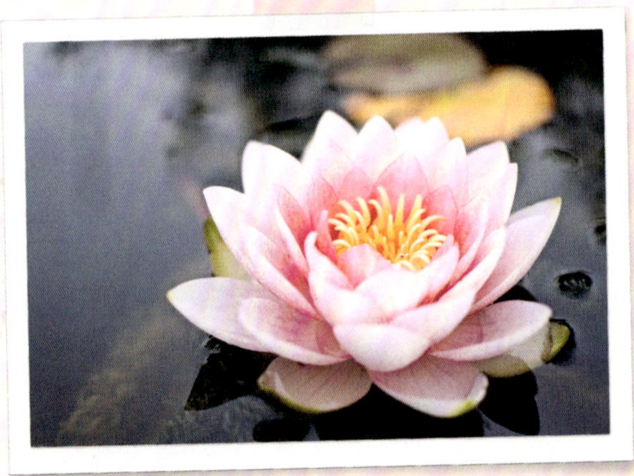

Göttinnen-Drehung

Du bist stark und schön.
Eine wahre Göttin!

Die Beine sind etwas weiter auseinandergestellt und die Füße leicht aufgedreht. Senke den Po nach unten (bitte nicht nach hinten) ab. Achte darauf, dass die Knie nicht nach innen sinken, sondern über den Knöcheln ausgerichtet sind. Strecke die Arme auf Schulterhöhe aus und spüre dich in deiner ganzen Stärke.

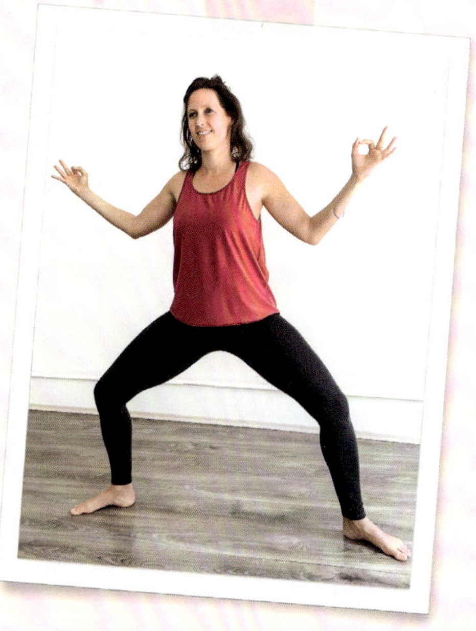

Wenn du so weit bist, baue die Drehung ein, indem du mit der Einatmung die Wirbelsäule lang machst, das Becken aufrichtest und das Baby nah zu deinem Herzen holst. Mit der Ausatmung drehst du dich nun sanft zur linken Seite. Das Becken bleibt dabei stabil.

Mit der nächsten Einatmung komme zurück zur Mitte, werde lang, und mit der nächsten Ausatmung drehe dich zur rechten Seite. Mache dies für einige Runden. Du kannst auch in der Drehung anhalten, tief weiteratmen und dann wieder dynamisch werden.

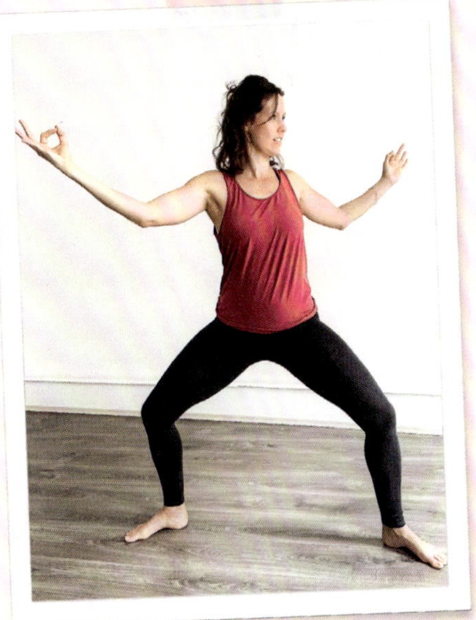

Beende die Übung nach einigen Atemzügen und spüre im Stehen nach.

Entspannungswellen

Finde eine bequeme Liegeposition und verbinde dich mit dem Atem. Lenke den Atem wie eine große Entspannungswelle durch den Körper. Ausatmend fließt die Welle von oben nach unten und einatmend von unten nach oben.

Wandere langsam durch die einzelnen Körperteile. Starte oben am Kopf und entspanne mit der Welle die Kopfhaut, alle Gesichtsmuskeln und den Kiefer. Wandere weiter über den Nacken, die Schultern bis in die Arme. Mache so weiter, bis du den ganzen Körper mit der Atemwelle entspannt hast.

Wandere mit der Wahrnehmung noch mal zurück zu deinem Bauch. Stelle dir bei der Ausatmung vor, wie eine Welle der Entspannung vom Ober- bis zum Unterbauch fließt. Die Welle entspannt alle Bauchorgane, insbesondere den Darm und die Gebärmutter. Einatmend fließt die Welle wieder nach oben zurück. Ausatmend fließt die Welle durch den ganzen Bauch, berührt dabei auch den mittleren und den unteren Rücken. Einatmend fließt sie wieder nach oben.

Wiederhole diese Übung so oft du möchtest und beschenke auch dein Baby mit Entspannungswellen.

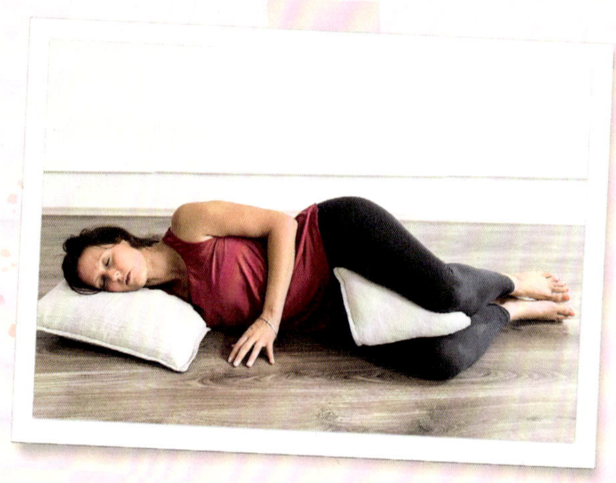

Wassereinlagerungen

Wassereinlagerungen kommen in der Schwangerschaft häufig vor und sind eigentlich nicht schlimm. Aber wer hat schon gern schwere Beine, angeschwollene Füße und dicke Finger?!

Die Blutmenge steigt bis zum Ende der Schwangerschaft bis auf rund sechs Liter an. Ganz schön ordentlich. Das schaffen noch nicht mal Profisportler im Höhentraining. Aber natürlich hat sich der Körper etwas dabei gedacht. Du versorgst nun ein Baby, dessen winziges Herz doppelt so schnell schlägt wie deines.

Der Druck der erhöhten Blutmenge und die Hormone machen die Gefäße nun durchlässig. All das ergibt eine Mischung, die für die Wassereinlagerungen verantwortlich ist – unschön, macht aber doch Sinn. Die eine Schwangere ist stärker, die andere gar nicht davon betroffen.

Achtung!

Sollten die Wassereinlagerungen mit Schwindel, Kopfschmerzen, Ohrensausen, rechtsseitigen Bauchschmerzen, Augenflimmern oder Übelkeit auftreten, wende dich umgehend an einen Arzt oder eine Ärztin. In seltenen Fällen kommt es zu einer schwangerschaftsbedingten Erkrankung, die umgehend behandelt werden muss.

Eine besondere Form der Wassereinlagerungen bedingt das Karpaltunnelsyndrom. Die Ödeme engen den Nervus medianus ein. Sie lösen Schmerzen im Handgelenk und ein Kribbel- und Taubheitsgefühl in den Fingern aus. Im dümmsten Fall auf beiden Seiten. Die Wassereinlagerungen sowie das Karpaltunnelsyndrom verbessern sich zumeist ein bis zwei Wochen nach der Geburt, wenn der Hormon- und Flüssigkeitshaushalt wieder in seinen Normalzustand zurückkehrt.

Yoga-Wunderkiste

Gerade im Hochsommer weiten sich die Blutgefäße, und die Blutzirkulation verlangsamt sich. Die Venen verlieren an Elastizität, und die Flüssigkeit kann in das umliegende Gewebe gelangen.

Bei gewöhnlichen Wassereinlagerungen kannst du jedoch gut selbst etwas tun, um dir Linderung zu verschaffen.

Achte bitte darauf, leichte Yogakleidung zu tragen, damit die Zirkulation nicht noch mehr eingeschränkt wird.

Gönne dir immer mal wieder eine Pause und lagere dabei die Beine höher. Im Sitzen kannst du die Beine auf einen Stuhl legen oder im Liegen etwas erhöht auf Kissen.

Bewegung regt die Durchblutung an und ist daher unverzichtbar. Neben Yoga sind Spazierengehen, Rad fahren, Schwimmen oder Tanzen gute Ideen, um aktiv etwas gegen die Wassereinlagerungen zu tun.

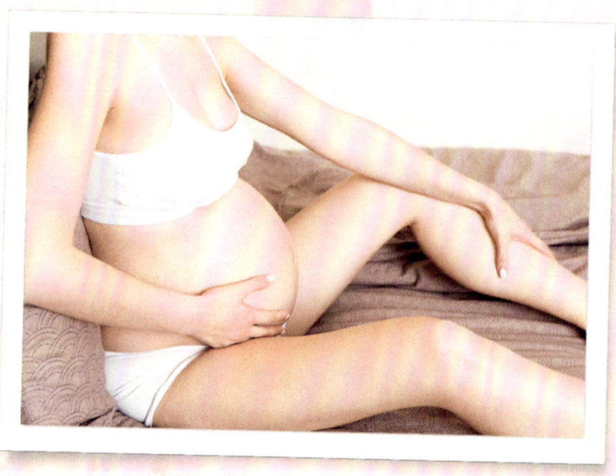

Tipp

Zugegebenermaßen sind Kompressionsstrümpfe nicht besonders sexy. Aber durch den Druck auf das Gewebe und die Venen wird der Blutfluss erleichtert. Das Blut staut sich nicht mehr in den Beinen, und das Wasser kann abfließen.

Fingermagie

Diese Übung kann sich positiv bei einem Karpaltunnelsyndrom auswirken.

Halte die Hände etwas höher als dein Herz und bewege alle Finger. Die Bewegung hat etwas von schnellem Klavier spielen. Nach einigen Atemzügen werde still und spüre nach.

Kreise im Anschluss die Handgelenke. Versuche, den gesamten Radius des Handgelenkes zu erspüren und zu mobilisieren. Wechsle nach einiger Zeit die Richtung.

Die Arme sind immer noch etwas höher als das Herz. Kippe das Handgelenk und die Finger nach unten, sodass ein leichter Zug entsteht. Spüre für ein paar tiefe Atemzüge die sanfte Dehnung.

Zum Abschluss gönne dir eine Handmassage. Sei dabei intuitiv. Massiere alle Finger, die Hände und Handgelenke.

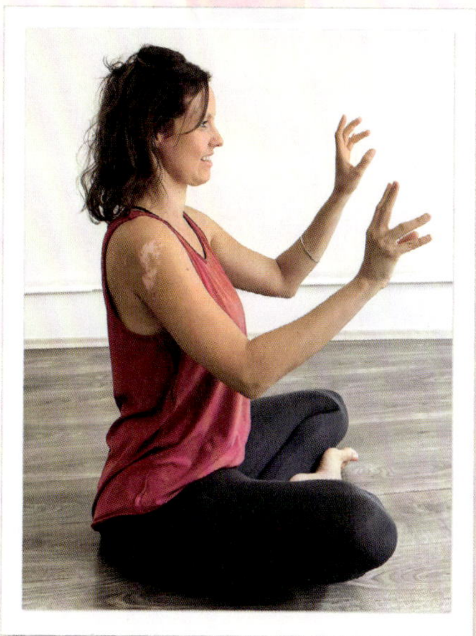

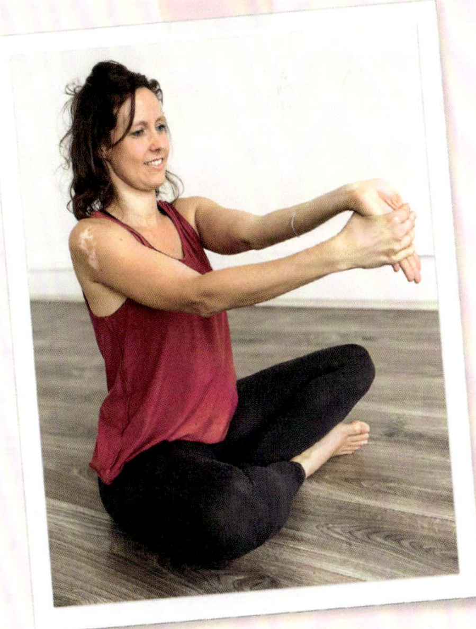

Fußmagie

Yoga aktiviert die Muskelpumpe, sodass die Flüssigkeit aus dem Gewebe zurückfließt.

Setze dich dafür auf einen Stuhl.

Schiebe die Zehen in den Boden und hebe die Fersen an. Drücke die Fersen in den Boden und hebe die Zehen an. Mache den Bewegungsablauf für einige Runden im Wechsel.

Kreise im Anschluss die Fußgelenke in beide Richtungen. Massiere die Füße gut durch und arbeite dabei von den Zehen aufwärts.

Und wenn du gerade dabei bist: Auch die Waden freuen sich über eine kleine Massage.

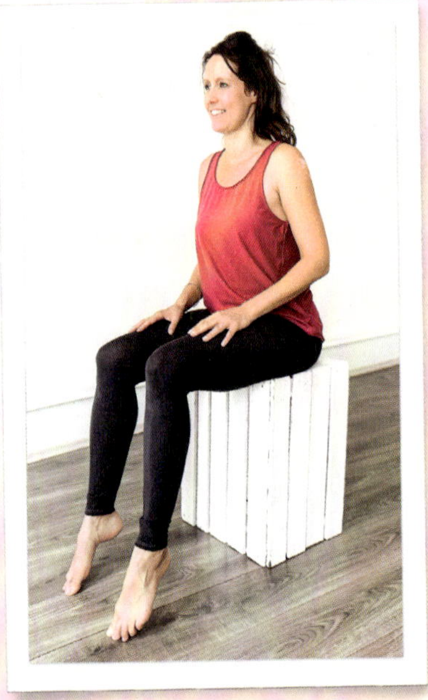

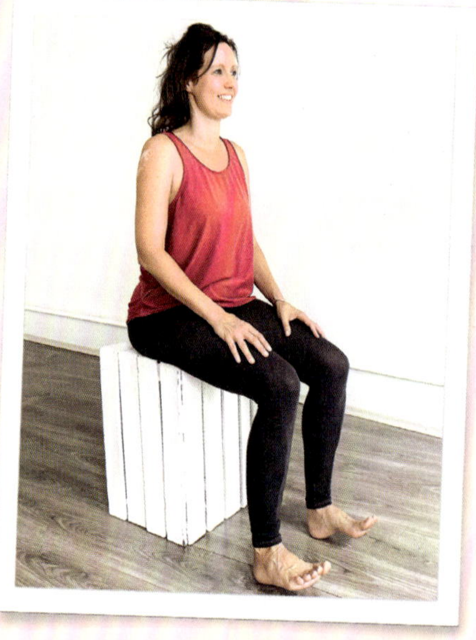

Lege *die Beine* hoch

Rücke mit dem Po im Sitzen ganz nah an die Wand. Komme über die Seite in die Rückenlage und strecke langsam die Beine an der Wand nach oben. Lege sie entspannt ab. Eventuell möchtest du ein Kissen unter dem Po haben. In dieser Position kann die Lymphflüssigkeit besser abfließen, da sie nicht mehr gegen die Schwerkraft arbeiten muss. Die Beine fühlen sich weniger »geschwollen« an.

Die Hände liegen auf dem Bauch. Genieße die Entspannung mit deinem Baby zusammen. Schicke ihm liebevolle Atemzüge voller Entspannung und Gelassenheit. Ruhe danach noch ein wenig in der Seitenlage, um deinen Kreislauf nicht zu belasten.

Diese Liegeposition ist sehr nährend und entspannend. Sie hilft bei Wassereinlagerungen und Übelkeit. Die alten Yogis sagten, diese Asana sei ein wahrer Jungbrunnen, und täglich, mehrere Stunden geübt, sollen graue Haare und Falten verschwinden.

Yeah!!

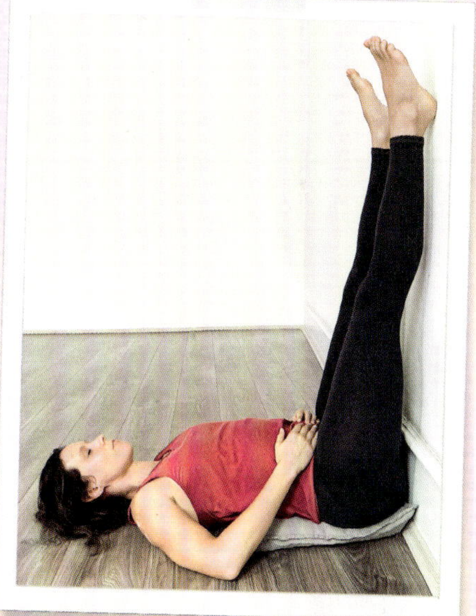

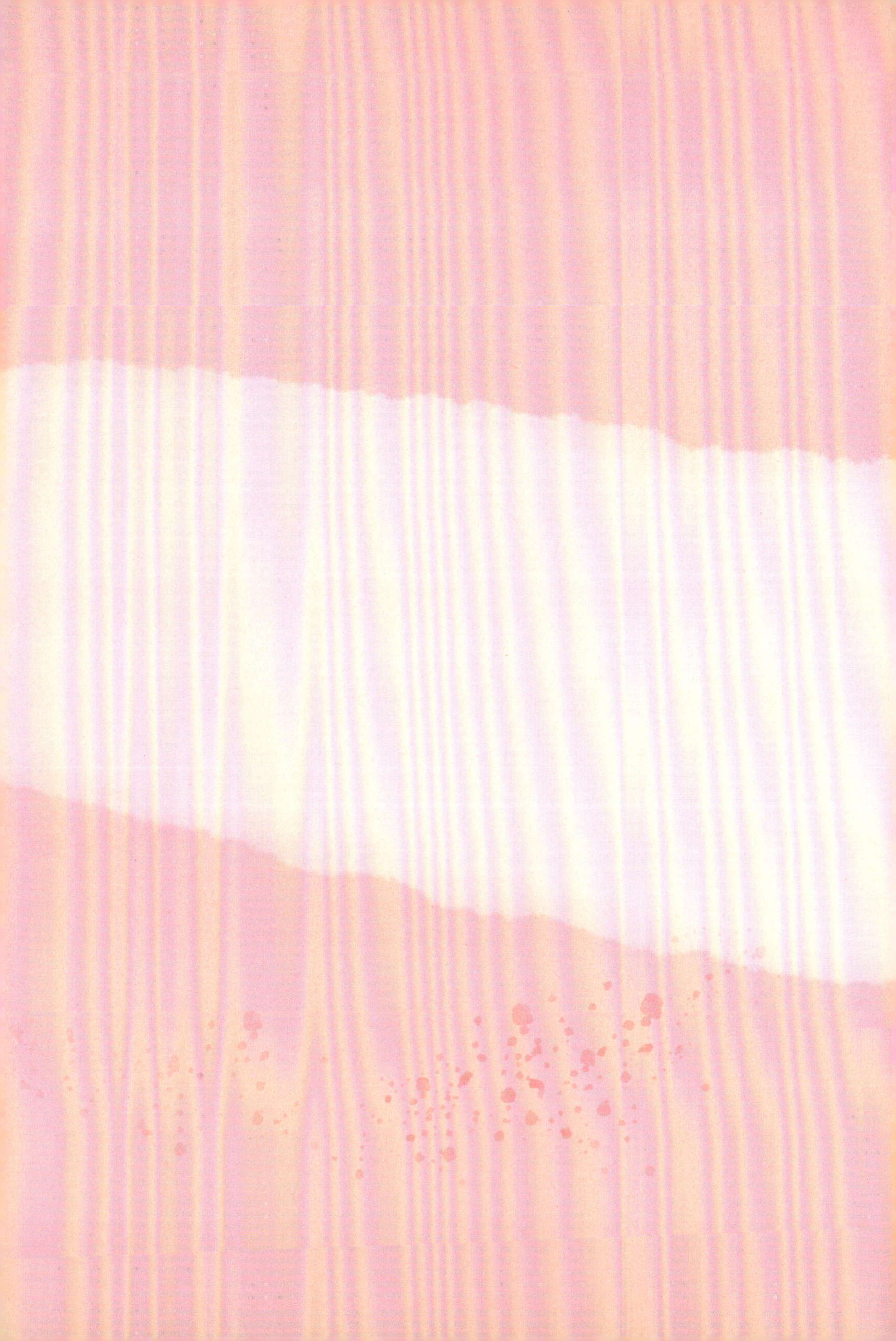

Wenn es *so weit ist …*

Gestärkt in die Geburt

Bestens ausgestattet

Eines ist sicher, mit Yoga hast du jede Menge Wissen und Können im Gepäck, das dich bei der Geburt begleitet, dir hilft und dich stärkt. Durch Meditation lernst du immer mehr, bei dir zu bleiben und eine positive Grundhaltung einzunehmen. Durch Entspannungsübungen findest du schnell zur Ruhe, und Atemübungen geben dir bei der Geburt den nötigen Fokus und Energie. Durch die Asanas lernt dein Körper, kraftvoll und gleichzeitig weich zu sein. Bleibe dran und statte dich mit Yoga gut für die Geburt aus.

Gehe vertrauensvoll
in die Geburt,
mit Yoga hast du alles dabei,
was du brauchst.

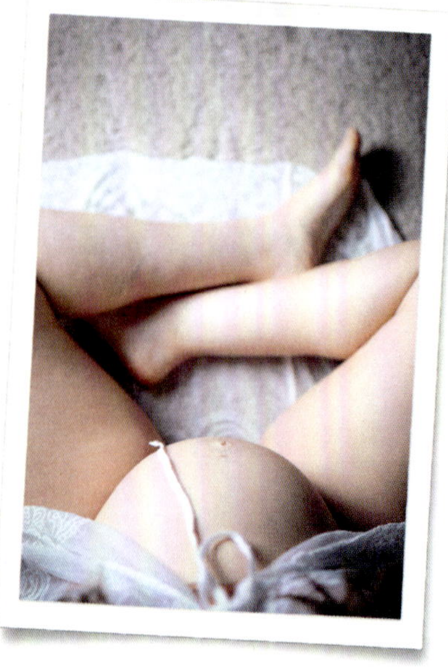

Die Geburt gehört mir

Eine selbstbestimmte Geburt bedeutet für mich Reflexion, bewusstes Hineinspüren und das Annehmen der eigenen Wünsche. Jede Frau kann die richtigen Weichen für ihre Wunschgeburt stellen. Sorgfältiges Recherchieren, kritisches Hinterfragen und der lebendige Austausch mit anderen sind hierbei ganz essenziell.

Denn selbstbestimmt bedeutet nicht, am Tag der Geburt in das erstbeste Krankenhaus zu fahren, sich am Kreißsaal »abzugeben« und auf das Beste zu hoffen.

Ich möchte dich dazu aufrufen, deine Entscheidungen, wo, wie und mit wem du gebären möchtest, sorgsam zu überdenken. Mit allen Pros und Kontras. Dich zu alternativen Wegen zu informieren und nicht einfach nur das zu tun, was die meisten Frauen in deinem Freundeskreis machen. Lasse dir Zeit und wäge gut ab, wo du dich wohl und sicher fühlst. Du weißt am besten, was gut für dich und dein Baby ist!

Schwangerschaft und Geburt sind urnatürliche Prozesse, die noch in vielen Teilen medizinisch nicht vollständig verstanden werden. Leider sind sie somit über die letzten Jahrhunderte zu einem zumeist stark kontrollierten und fremdbestimmten Vorgang geworden. Viele Untersuchungen stehen routinemäßig in der Schwangerschaft und während der Geburt auf dem Plan. Dabei werden oft die Intuition der Frau und ihre innere Weisheit unterschätzt.

Natürlich ist die Medizin wichtig und gut, wenn es einen Notfall gibt. Aber die wenigsten Geburten sind Notfälle.

Lasse uns ein paar Fakten checken. Etwa 98 Prozent aller Kinder in Deutschland kommen in der Klinik zur Welt (Quelle: Gesellschaft für Qualität in der außerklinischen Geburtshilfe). Die Interventionsrate während der Geburt, bei normal verlaufender Schwangerschaft, liegt bei 90 Prozent (Quelle: Hebammenverband 2022). Hierzu zählen Wehentropf, Dammschnitt, Saugglocke oder PDA. Die Gründe für eine Klinikgeburt sind oft der Wunsch nach medizinischer Infrastruktur und Sicherheit.

Im Gegensatz hierzu kommen etwa 2 Prozent der Babys zu Hause oder in einem Geburtshaus auf die Welt. 95 Prozent der Frauen erleben hier keinerlei Interventionen. Studien zeigen, dass diese Frauen ihr Geburtserlebnis positiver bewerten und sich nach der Geburt besser regenerieren als bei Krankenhausgeburten.

Die Gründe der Frauen für die außerklinische Geburt sind Selbstbestimmung, die vertraute Hebamme, die wohlige Umgebung und eine schönere Geburtserfahrung. Dem kann ich absolut beipflichten.

Fragen zur Entscheidungshilfe

- Welche Möglichkeiten zu gebären gibt es in meinem Wohnort?
- Worin sehe ich die Vor- und Nachteile einer Geburt im Krankenhaus, Geburtshaus oder zu Hause?
- Brauche ich den Bezug zu einer festen Hebamme?
- Benötige ich die Gewissheit, dass mir alle medizinischen Optionen zur Verfügung stehen?
- Wie wichtig ist mir eine selbstbestimmte Geburt?

Nimm dir genügend Zeit, in dich hineinzuspüren!

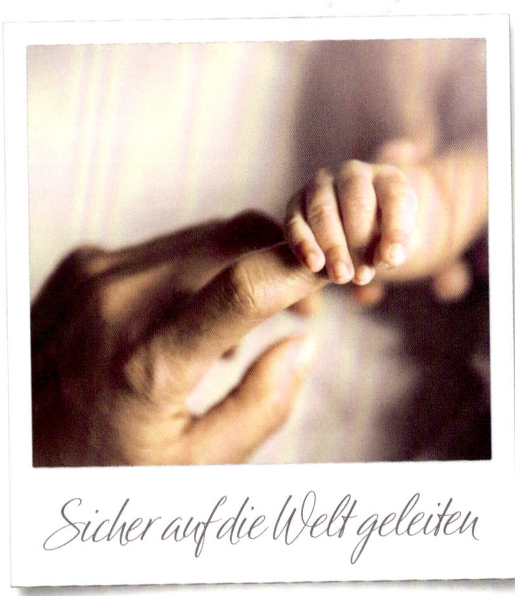

Dennoch, manchmal kommt es anders als erhofft. Die Geburt ist nicht vorhersehbar. Bitte bleibe flexibel und nimm an, was kommt. Du hast alles getan und dein Bestes gegeben. Ich wünsche dir von Herzen deine Traumgeburt.

Geburts-Outfit schon geshoppt?

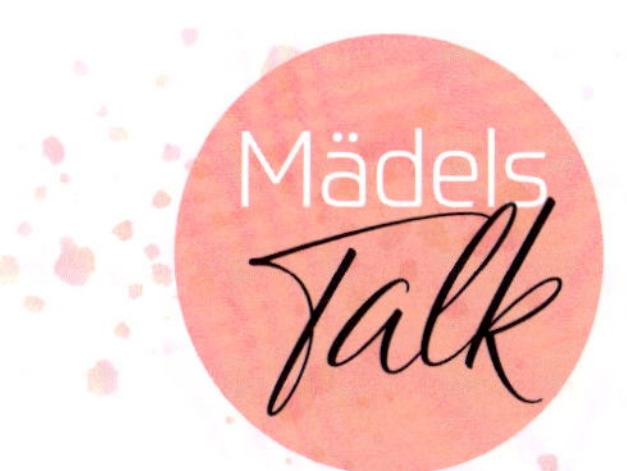

»Was ziehst du eigentlich zur Geburt deines Kindes an?« Mit dieser Frage schockte ich meine Freundin. »Äh, ein altes weites T-Shirt. Vielleicht hat mein Mann da noch was im Schrank«, kam prompt zurück. Verwundert schaute sie mich an: »Warum fragst du?«

Seien wir mal ehrlich. Bisher habe ich mich zu allen wichtigen Gelegenheiten in meinem Leben aufgehübscht. Zu meiner Diplom-Abschlussfeier gab's ein paar sündhaft teure Schuhe als Ich-Geschenk und zu meiner Hochzeit ein schönes neues Kleid. Und dann ziehe ich am bedeutendsten Tag meines Lebens das alte Shirt von meinem Partner drüber?! Nicht mit mir. Zugegebenermaßen macht Klamotten-Shopping mehr Spaß, wenn man weiß, dass das Ganze nicht mit Blut und anderen Körperflüssigkeiten in Berührung kommt. Aber, was soll's. Bei mir wurde es ein weites schwarzes Kleid. Dass ich das gute Stück nicht so lange anbehalten habe, ist am Ende nebensächlich. Der Gedanke zählt. Und was eigentlich lustig klingt, drückt aus, wie wir oft an das Thema herangehen. Viele Frauen würden die Geburt am liebsten ausblenden. Ideal wäre es, wenn man uns das wohlig riechende Baby überreichen würde – wir natürlich taufrisch in einem weißen Blümchenkleid. Aber, mal ehrlich, was würde uns da alles entgehen! Zugegebenermaßen ist so eine Geburt echt anstrengend. Doch ich war noch nie stolzer auf mich als an diesen beiden Tagen. Ich war noch nie so mit der unglaublichen Kraft der Natur in Kontakt und noch nie dankbarer für meinen Körper. Nicht zur Geburt »zu erscheinen« ist also keine Option. Wir gehen hin, fühlen uns schön, stark und rocken das Ding. Und auch unsere Mädels haben sich auf die Geburt vorbereitet:

Denise: »Ich habe mir ein ganzes Zimmer für meine Hausgeburt schön gemacht. Bereits Wochen davor habe ich Stoffe ausgesucht und mir meinen Geburtsraum hergerichtet.«

Marija: »Ich habe mir eine Playliste für die Geburt erstellt und alle Lieder, die mir Kraft geben und mit denen ich etwas Gutes und Schönes verbinde, ausgewählt.«

Geburt als Übergang

Eine Geburt ist nichts Alltägliches. Sie ist ein Übergang.

Eine Frau wird zur Mutter,
ein Mann zum Vater,
ein Paar zur Familie.

Nach der Geburt hat sich das Leben komplett verändert. Egal ob du zum ersten Mal Mama wirst oder ein weiteres Kind in die Familie kommt. Es findet eine fundamentale Veränderung statt.

Damit Menschen im Allgemeinen Zeiten des Wandels besser verarbeiten können, ist es wichtig, achtsame Übergänge zu schaffen. Diese helfen, Veränderungen mental zu verarbeiten. Wissenschaftliche Studien zeigen: Wenn Menschen Zeit gegeben wird, um sich zu verabschieden und bewusst etwas Neues zu starten, tun sie sich leichter, die Veränderung anzunehmen. Wer von einem in das andere stolpert, hat oft Schwierigkeiten, sich anzupassen.

Der Übergang bei der Geburt ist ein Prozess, der mit einer enormen körperlichen Anstrengung einhergeht und dich mit deiner ureigenen Kraft verbindet.

Bei der Geburt verabschiedest du dich von deinem alten Leben. Das Leben mit Baby wird nun ein anderes sein und der Beginn von etwas gänzlich Neuem. Plane die Zeit des Übergangs mit Bedacht.

Plane die Zeit des Übergangs mit Bedacht …

… zelebriere das Loslassen

Schreibe einen Abschiedsbrief an dein »altes« Leben: Gestalte einen Tisch mit schönen Blumen und mache es dir gemütlich. Kaufe dir ein besonderes Papier und schreibe los. Erkenne an, wie schön dein »altes« Leben war und wofür du dankbar bist. Was hast du erlebt? Welche Reisen hast du gemacht? Welche Feste gefeiert? Was waren deine größten Erfolge (beruflich und privat)?

Schreibe als Nächstes einen Willkommensbrief an dein »neues« Leben: Packe alles hinein, worauf du dich freust. Male es dir in den buntesten Farben aus: Was sind deine Wünsche, Träume, Hoffnungen? Wie stellst du dir die erste Zeit mit dem Baby vor? Was für eine Mama möchtest du sein?

… zelebriere die Geburt

Denke einmal darüber nach, was die Geburt zu etwas Besonderem machen könnte. Was stärkt dich? Was versetzt dich in eine magische Stimmung? Das kann dein Lieblingsduft sein oder ein bestimmtes Lied.

Binde auch deinen Partner mit ein! Überlegt doch mal gemeinsam – ich bin mir sicher, mit ein wenig Brainpower fallen euch einige Sachen ein, die der Geburt mehr Magie verleihen. Er kann beispielsweise den Raum in Kerzenlicht tauchen oder mit Blumen dekorieren.

… lasse dir Zeit

Zeit hilft dir, loszulassen, zu verarbeiten und anzukommen. Das bedeutet sowohl, dich bei der Geburt nicht hetzen zu lassen oder selbst zu stressen, wenn es einmal nicht vorangeht, als auch, dir nach der Geburt genügend Zeit zu nehmen, dich auf die neue Situation einzustellen.

Yoga-Wunderkiste

Gebären mit der Kraft des Yoga

Gebären ist die natürlichste Sache der Welt und birgt eine unglaubliche Kraft. Die Kraft, sich eins mit der Natur zu fühlen und die Hauptdarstellerin in einem atemberaubenden Prozess sein zu dürfen. Die erste Wehe ist der Auftakt dieses einzigartigen Ereignisses, für das es sich lohnt, eine gute Vorbereitung in der Tasche zu haben.

Dein Geburts-Outfit ist natürlich nur ein kleiner Teil deiner Vorarbeit. Aber stelle dir vor, aus welcher Kraft heraus du dein Baby willkommen heißen kannst, wenn du deinen Körper und Geist bestmöglich auf die Geburt einstimmst.

Yoga, mit seinen wertvollen Komponenten Atem, Entspannung, Achtsamkeit und Bewegung, gibt dir die Möglichkeit, den Empfang des neuen Lebens aus tiefstem Herzen zu begleiten und zu verstehen.

Yoga unterstützt dich bei der Geburt

Was kannst du nun effektiv vom Yoga mit in die Geburt nehmen?

- ☆ Gelassenheit und Kraft mithilfe des Atems
- ☆ Einen klaren Fokus durch Meditation
- ☆ Positives Denken durch Affirmationen
- ☆ Starke Präsenz dank Achtsamkeit
- ☆ Einen fitten und beweglichen Körper und ein geschmeidiges Becken durch Asanas
- ☆ Ein wertvolles Körpergespür
- ☆ Vertrauen in dich und deine Fähigkeiten
- ☆ Eine wundervolle Verbindung zu deinem Baby

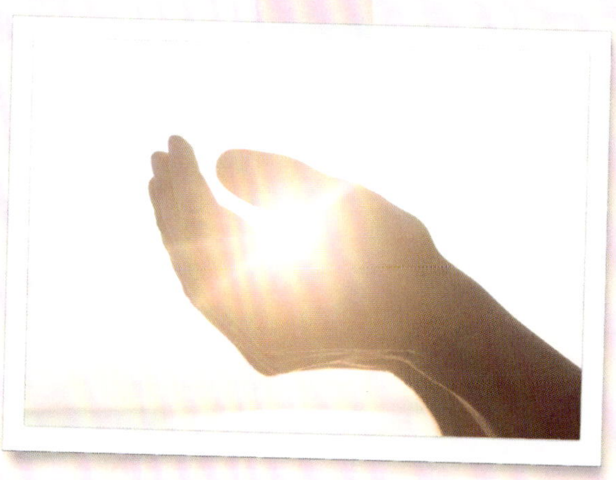

In der Yogaphilosophie gibt es ein Prinzip, das perfekt auf die Schwangerschaft und die Geburt passt. Es nennt sich Parinama:

Alles verändert sich.

Das Leben untersteht dem Wandel. Alles ist kontinuierlich in Bewegung und verändert sich. Nichts bleibt je gleich.

Übertragen auf den Atem bedeutet das: Ein Atemzug kommt, er baut sich auf, hat seinen Höhepunkt, baut sich wieder ab – bis zu einem Moment der Stille. Dann geht alles wieder von vorn los.

Übertragen auf eine Wehe bedeutet das: Eine Wehe kommt, sie baut sich auf, hat ihren Höhepunkt, baut sich wieder ab, und ein Moment der Entspannung folgt. Dann wieder von vorn.

So kannst du Parinama auf alles im Leben anwenden. Ich finde, das hat etwas sehr Beruhigendes.

Bei Ereignissen, Gefühlen, Empfindungen und Situationen in der Schwangerschaft und Geburt, die du nicht so sehr magst, weißt du, es ist nie gleich schlimm oder schmerzhaft, sondern verändert sich schon im nächsten Moment.

Bei Ereignissen, Gefühlen, Empfindungen und Situationen, die du besonders gern hast, weißt du wiederum, wie kostbar sie sind, und kannst sie mehr genießen. Denn bald sind auch sie vorüber.

Die entzauberte Wehe

Wikipedia definiert den Begriff »Wehe« als »Kontraktion der Gebärmuttermuskulatur«. Soll heißen, die Gebärmutter zieht sich zusammen und entspannt sich danach wieder. Das Anspannen und Entspannen passiert im rhythmischen Wechsel. Nach einer Phase des Muskelzusammenziehens kommt also wieder eine Phase der Muskelentspannung.
So entzaubert klingt eine Wehe doch gar nicht mehr so schlimm, oder? Anspannen – Entspannen – Anspannen – Entspannen – … – Baby da!
Na ja, ganz so schnell geht es dann doch nicht. Aber mit diesem Wissen kannst du noch einen Schritt weitergehen: Die Gebärmutter zieht sich zusammen – das löst einen Schmerzreiz aus. Die Gebärmuttermuskulatur entspannt sich – der Schmerzreiz hört auf. Eine Pause entsteht, und dann geht das Ganze wieder von vorn los.
Nimm nun Parinama hinzu. Dies bedeutet für die Wehen, dass sie nie gleich in ihrer Intensität sind. Lässt du es zu, kannst du ein Zu- und Abnehmen der Wehen und ihres Schmerzes erspüren. Du hast die Möglichkeit, in die Entspannung einzutauchen und sie bis auf das Äußerste auszukosten.
Du kannst dich auf diese Entspannungsmomente freuen und musst dich nicht im Wehenschmerz verlieren. Du weißt: Die Wehe kommt und geht.

Hilfreiche Übungen für eure Geburtsreise

Die Geburt hat begonnen. Heute ist also der Tag der Geburt deines Babys. Genieße diese aufregende Reise gemeinsam mit deinem Kind. Jede Wehe bringt euch beide noch näher zusammen. Bald ist es da, und du kannst es willkommen heißen. Es gibt ein paar Übungen aus dem Yoga, die euch beiden zu einer gelassenen Reise verhelfen.

Wichtig ist: Jede Geburt ist anders.

Spüre in dich hinein.

- Wie willst du dich bewegen?
- Welche Position passt gerade im jeweiligen Geburtsmoment zu dir?
- Vielleicht willst du dich auch lieber hinlegen und eine Runde schlafen, wenn es die Wehentätigkeit noch zulässt?
- Oder lieber laufen?

Höre auf dein Bauchgefühl. Es ist dein Weg. Du schaffst das!

Erinnerst du dich noch an das Kapitel: Best Buddy Beckenboden? Damit dein Baby am Tag der Geburt gut durch den Beckenboden treten kann, muss dieser durchlässig werden, sich entspannen und weiten. Idealerweise hast du das bereits auf der Yogamatte geübt und erspürt, wie sich der Beckenboden in angespanntem und entspanntem Zustand anfühlt.
Konzentriere dich bei der Geburt nun ganz auf das Loslassen des Beckenbodens: Visualisiere eine sich öffnende Blume (Seite 43), Tür oder wähle ein anderes Bild, das dir hilft.
Denke auch an seinen Best Buddy, den Kiefer. Halte ihn locker, presse die Zähne nicht aufeinander und löse die Zunge vom Gaumen. Dein Beckenboden dankt es dir mit einem entspannten Lächeln!

Bauchtanz – Beckenkreise

Stelle dich bitte stabil hin – ideal ist es, wenn die Füße hüftbreit auseinander sind und du gut geerdet bist. Mutter Erde hat so die Möglichkeit, dich bei der Geburt tatkräftig zu unterstützen.

Spiele dann mit dem Becken. Bewege es nach rechts und links, vor und zurück. Lasse es kreisen wie eine anmutige Bauchtänzerin, oder male liegende Achten wie Picasso.

Lasse dir Zeit zum Erspüren und bewege dich intuitiv. Ein bisschen Musik schadet auch nicht – so eine kurze Tanzsession hat schon so mancher Öffnung des Muttermundes einen Turbo verliehen.

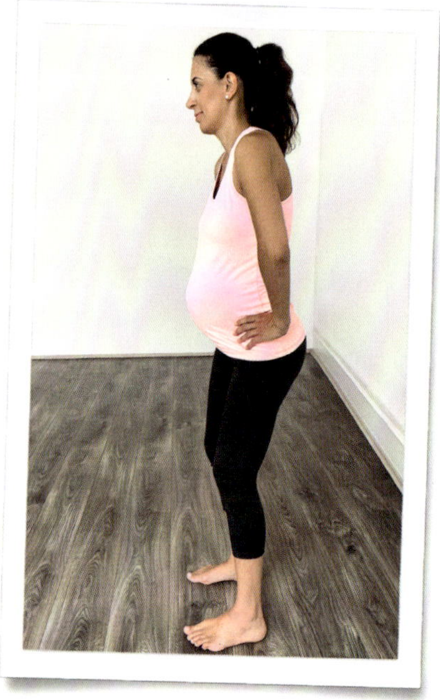

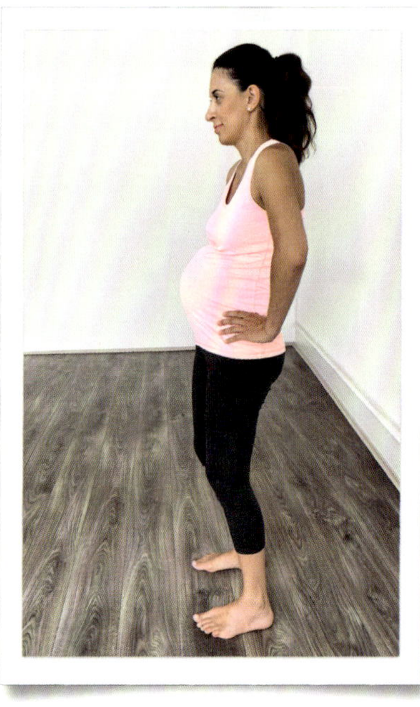

Sprinterin

Der Endspurt ist nahe. Viele Monate Schwangerschaft liegen hinter dir. Und der große Tag der Geburt ist da. Du weißt, bald liegt dein Baby in deinen Armen. Wie eine Sprinterin, die noch mal alle Reserven aus sich herausholt, tust auch du alles, um dir und deinem Baby die Geburtsreise so angenehm wie möglich zu gestalten.

Bringe ein Bein nach vorn an die Außenseite der Matte. Das andere liegt mit abgelegtem Knie weit hinter dir.

Bewege dich intuitiv, lasse alle Gedanken los. Verschmelze mit deinem Atem. Der Atem begleitet jede Bewegung.

Du spürst, wie sich dein Baby langsam immer weiter in Richtung Welt bewegt.

Wechsle nach einigen Atemzügen die Seite.

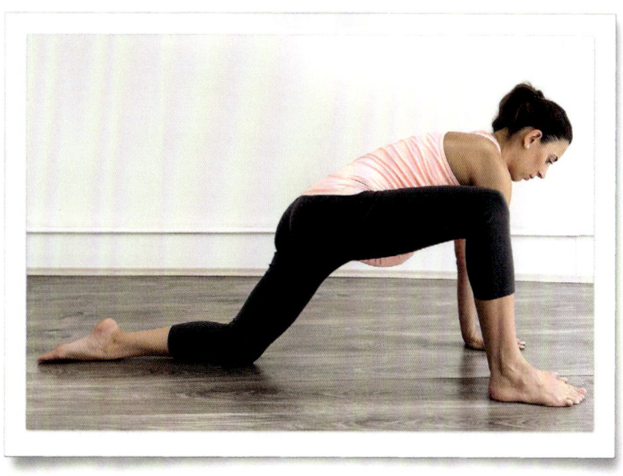

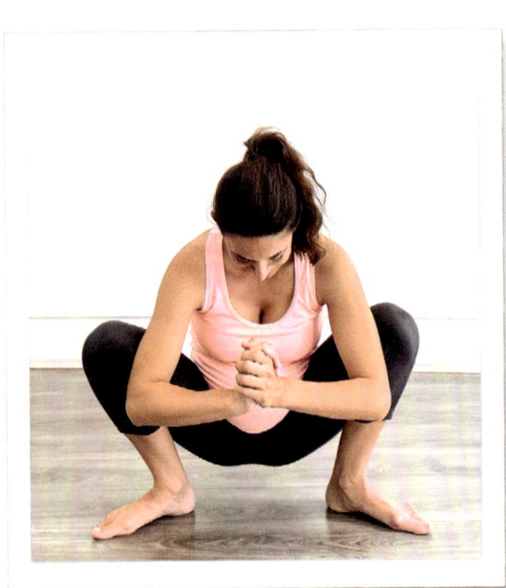

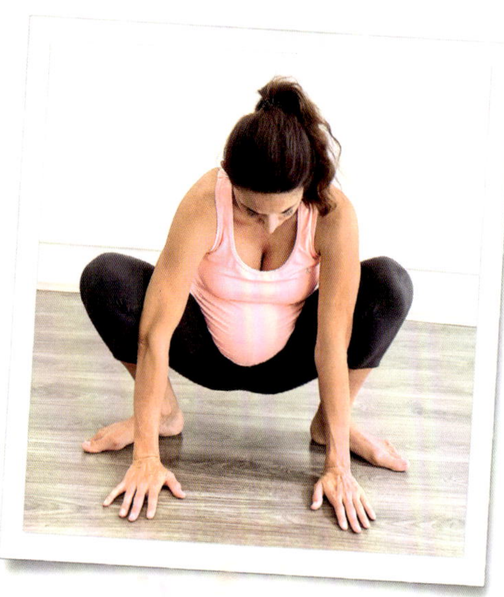

In die *Hocke*

Schenke mit dieser Asana deinem Becken bis zu 30 Prozent mehr Weite.

Komme in eine Hocke (in vielen Geburtszimmern gibt es ein Tuch, das von der Decke hängt, an dem du dich festhalten kannst).

Unterstütze dich und dein Baby mit dem Atem.

Atme nach unten durch das Becken aus. Begleite dein Baby mit dem Atem auf diese Welt.

Achtung:
Bitte übe die Hocke *vor* der Geburt nicht, wenn

- du einen frühzeitig verkürzten Gebärmutterhals oder sich öffnenden Muttermund hast.
- sich dein Baby bis zur 34. Woche noch nicht gedreht hat (dein Baby kann sonst tiefer rutschen und keinen Platz mehr für die Drehung haben).

Ein Baby ist ein Geschenk
des Himmels: Es trägt noch
das Strahlen der Sonne im Gesicht,
den Glanz der Sterne in den Augen
und das Schmunzeln des Mondes
auf den Lippen.

Verfasser unbekannt

Farbentspannung

Entspanne dich ein paar Mal mit dem Atem.

Stelle dir vor, wie dein Atem eine Farbe annimmt. Egal welche – entscheide dich intuitiv für die erste Farbe, die dir in den Sinn kommt. Atme diese Farbe ein und aus.

Stelle dir vor, wie dich diese Farbe wie ein Nebel umhüllt und dir hilft, dich zu entspannen. Die Farbe füllt dich aus, und du verschmilzt mit ihr.

Spüre, wie die Farbe deinen Körper umstreicht und dich entspannt. Die Farbe streift deinen Kopf und nimmt alle Gedanken mit. Sie wandert nach unten, umhüllt den Kiefer, den Nacken und wandert langsam bis zu den Zehen.

Fühle, wie du immer mehr in die Farbe eintauchst, wie sie dich umhüllt und entspannt.

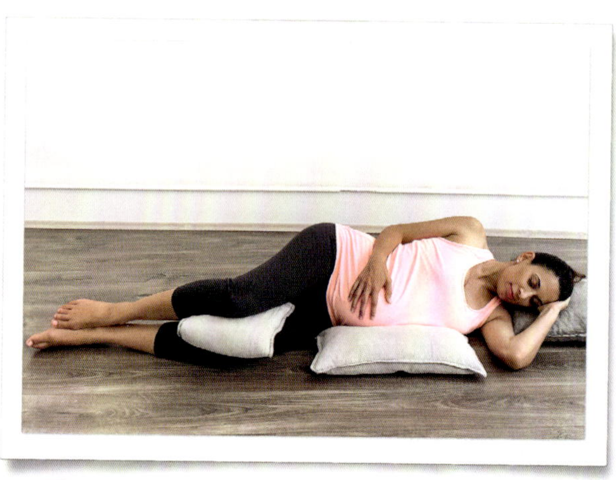

Geburtsvisualisierung

Du bist fest mit deinem Atem verbunden und spürst die einzelnen Wehen kommen und gehen. Fühle nach, wie unglaublich stark du bist. Jetzt hast du es wirklich fast geschafft.

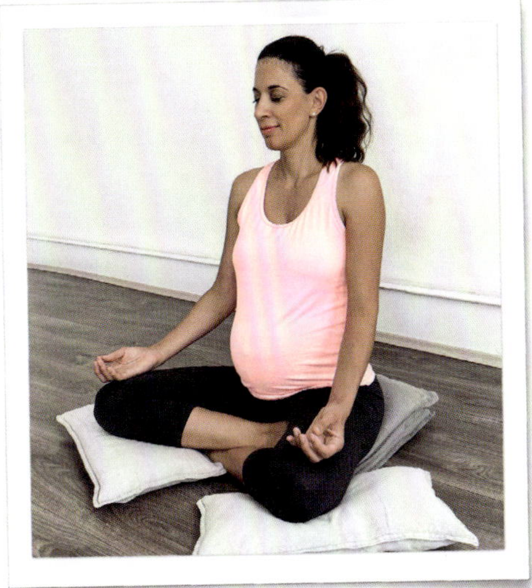

Hilf deinem Baby, indem du liebevoll den Weg deines Kindes mit der Wahrnehmung nach unten und außen begleitest. Auch dein Baby ist unglaublich stark, um diesen Weg durch den Geburtskanal zu gehen. Visualisiere, wie sich dein Baby immer weiter durch das Becken bewegt und an das Tor zur Welt anklopft. Kannst du sehen, wie es mutig den Weg nach außen findet?

Zum Abschluss des Kapitels noch der ultimative Tipp von Marija: »Egal was während der Geburt passiert, denke positiv. Mein Geburts-Mantra lautete: ›Ich schaffe das.‹ Die Geburt meiner Tochter Sophia wurde am zehnten Tag nach dem errechneten Termin eingeleitet. Ich hatte unglaubliche Angst vor einem Wehensturm. Das war für mich das schlimmstmögliche Szenario meines Geburtsanfangs. Als mir die Ärzte das weitere Vorgehen erklärten, musste ich mich wirklich zusammenreißen, um nicht panisch zu werden. Ich brauchte meine volle Konzentration, um nicht mein Mantra und meine innere Stärke zu verlieren. Und so habe ich in meinem Kopf immer wieder mein Mantra wiederholt: ›Ich schaffe das. Ich schaffe das. Ich schaffe das.‹ Und natürlich habe ich es geschafft: Meine Angst war völlig unbegründet. Ich hatte eine schnelle Geburt und bald meine zauberhafte Tochter in den Armen.«

Der Atem – *Mein wichtigster* Begleiter

Der Atem ist ein Geschenk

Der Atem ist eine der wichtigsten Säulen des Yoga und der Achtsamkeitspraxis. Er schenkt dir Kraft, Gelassenheit und neuen Mut. Ohne Atem gibt es kein Leben – keine Mama, keinen Papa und auch kein Baby. Nach dem letzten Atemzug ist es relativ schnell um uns geschehen. Der Atem hat also eine zentrale Bedeutung. Doch warum geben wir dem Wichtigsten, das wir haben, nicht mehr Bedeutung? Hast du heute schon an deinen Atem gedacht und einen tiefen Atemzug genommen? Einen Atemzug voller Dankbarkeit und so ausgeführt, dass nichts anderes mehr in deinem Kopf kreiste? Jetzt ist genau der richtige Augenblick, das zu tun!

Der Atem ist ein Geschenk. Er hat die Gabe, dich in die Gegenwart zu katapultieren. Unmittelbar. Denn Atemzüge nachholen oder in die Zukunft vorausatmen, das funktioniert nicht. Und der Atem kann noch einiges mehr. Er schenkt dir Kraft und neue Energie, wenn du sie brauchst. Er flutet quasi den kompletten Körper mit Sauerstoff. Er bringt dich ordentlich auf Trab, wenn du den Fokus auf die Einatmung lenkst. Eine lange Ausatmung beruhigt hingegen das Nervensystem und entspannt.

Versuche, im Laufe des Tages öfter innezuhalten und dich ganz auf die Atmung zu konzentrieren. Spüre, was passiert!

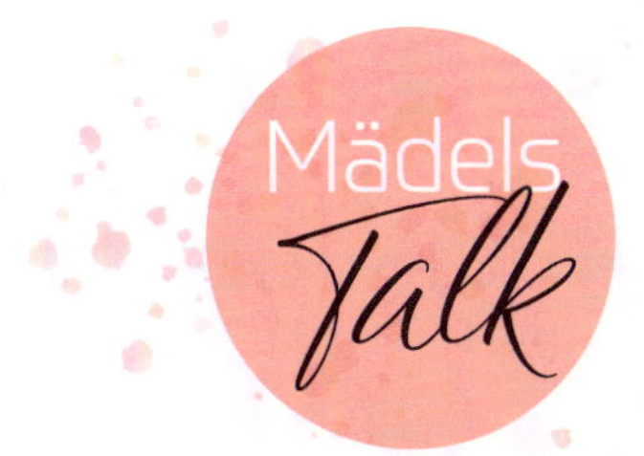

Just breathe!

Es ist ein schöner sonniger Tag. Ich bin gerade im letzten Trimester meiner Schwangerschaft angekommen. Die Schwangerschaft war nicht immer easy, aber heute ist ein Tag, an dem ich mich gut fühle und Pläne habe: ein kurzes Date mit meiner Frauenärztin und dann auf einen Kaffee mit einer alten Freundin.

Die lange Pause während der Untersuchung auf dem Frauenarztstuhl hätte mich gleich verunsichern sollen. Doch erst im Besprechungszimmer meiner Ärztin, als ihr Blick sich weiterhin nicht entspannt, werde ich unruhig. Irgendetwas ist an diesem Tag nicht in Ordnung.

Meine Ärztin beginnt mit: »Eigentlich müsste ich jetzt sofort den Krankenwagen für Sie holen. Falls Sie mir aber versprechen, nur kurz nach Hause zu fahren, um die wichtigsten Sachen einzupacken und sich dann direkt auf den Weg in die Klinik machen, würde ich davon erst einmal absehen. Ihr Gebärmutterhals hat sich zu einem sehr frühen Zeitpunkt verdächtig verkürzt, und es besteht große Gefahr einer Frühgeburt.«

Wumms!! Mit einem Schlag ist die gute Laune im Keller, und das Herz schlägt mir bis zum Hals. Eine Horrornacht im Krankenhaus liegt vor mir. An Schlaf ist nicht zu denken, und wenn ich mit meinen Grübeleien so weitermache, bin ich morgen früh ein Wrack. Was stelle ich nur mit mir an?

Und da fällt es mir wieder ein. Yoga begleitet mich seit fast der Hälfte meines Lebens. Ich bin Yogalehrerin. Was würde ich jetzt als Lehrerin sagen? Atmen.

Einatmen – Ausatmen – Einatmen – Ausatmen. Bewusst beim Atem bleiben. Wenn andere Gedanken aufkommen, lasse die Gedanken ziehen und komme zum Atem zurück. Immer wieder: Einatmen – Ausatmen – Einatmen – Ausatmen!

Yoga ist einfach wundervoll, und der Atem hat mich schon mehr als einmal runtergefahren. Der Atem ist ein großes Geschenk. Und natürlich ist es schön, Yoga in einem gemütlichen Studio zu üben. Aber seine ganze Kraft entfaltet Yoga erst, wenn wir es in den Alltag übertragen. Dann, wenn es darauf ankommt! Bei Friede, Freude, Sonnenschein fällt das Atmen natürlich leicht. Ich bin präsent und genieße achtsam und bewusst den Moment. Aber

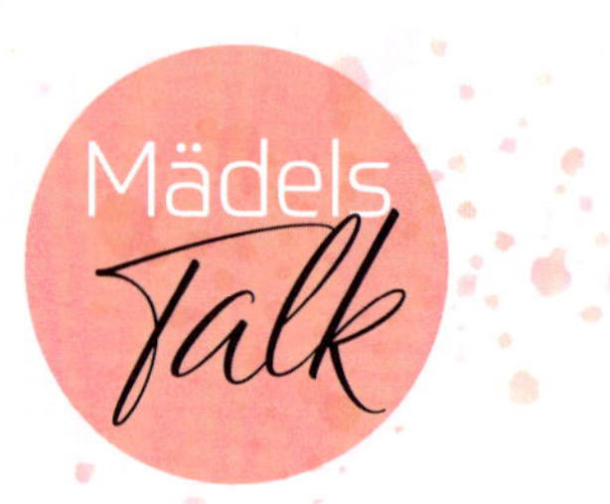

was ist mit der Achtsamkeit und dem präsenten Atem, wenn man in einem Krankenhauszimmer liegt? Genau jetzt brauche ich Yoga. Irgendwie, um diese Nacht zu überstehen. Also lege ich mich so bequem wie möglich hin und schließe die Augen. Ich lege eine Hand auf mein Herz und die andere Hand auf den Bauch, zu dem Herzen meines Babys. Ich versuche, mich auf den Atem zu konzentrieren. Eine halbe Einatmung und schon wieder kommt ein verstörender Gedanke dazwischen. Ich verabschiede den Gedanken und widme mich der nahenden Ausatmung. Wieder nur für einen sehr kurzen Moment, bis der nächste zehrende Gedanke kommt. Ziehen lassen. Neuer Versuch, nächste Einatmung.

Und siehe da: Es wird besser. Über eine volle Runde Ein- und Ausatmung ohne negative Gedanken komme ich in dieser Nacht nicht hinaus. Aber am Ende habe ich diese Nacht dank Achtsamkeit und meines Atems überstanden. Und das ist alles, was zählt. Mit den ersten Sonnenstrahlen reiße ich an diesem neuen Tag die Vorhänge des Krankenhauszimmers weit auf und umarme meinen Babybauch. Ich bin einfach nur froh, dass wieder ein neuer Tag beginnt.

Wir können das Leben auch ohne Yoga und Achtsamkeit leben, aber wer hält uns dann in den schwierigsten Momenten unseres Lebens die Hand? Yoga üben auf der Matte ist wichtig. Aber, noch viel wichtiger ist es, das Gelernte im Alltag anwenden zu können und Yoga genau dann einzusetzen, wenn du es brauchst. Ich werde diese Nacht und ihre Intensität nie vergessen. Und genauso wenig werde ich vergessen, was mir durch diese Nacht geholfen hat. Mein Atem und meine Achtsamkeitspraxis. Den Mädels haben der Atem und die erlernten Techniken besonders viel gebracht:

Denise: »Direkt nach der Geburt meiner Tochter gab es einen Schockmoment für uns alle. Hätte ich den Atem nicht an meiner Seite gehabt, weiß ich nicht, wie ich diesen Augenblick hätte durchstehen sollen.«

Noel: »Ich erinnere mich noch gut an meine allererste Atemübung. Das Atmen hat sich am Anfang total komisch angefühlt. Doch mit der Zeit wurde es im-

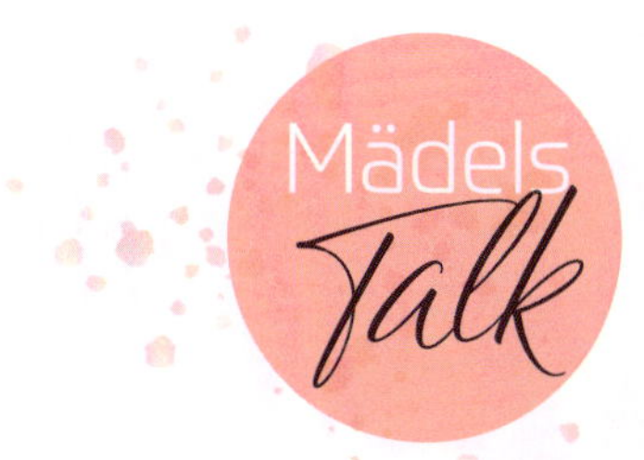

mer wichtiger für mich, und während der Geburt war der Atem für mich die größte Hilfe.«

Marija: »Wenn mir mal wieder alles zu viel wird, setze ich mich hin und atme einfach.«

Désirée: »Ich bin so dankbar für die Atemübungen, die ich vor und während der Schwangerschaft erlernt habe. Es gab Momente in der Schwangerschaft, da war ich einfach nur müde, und ich hatte so eine Null-Bock-Stimmung. Der Atem hat mir immer wieder geholfen, mich zu konzentrieren und aufzurichten.«

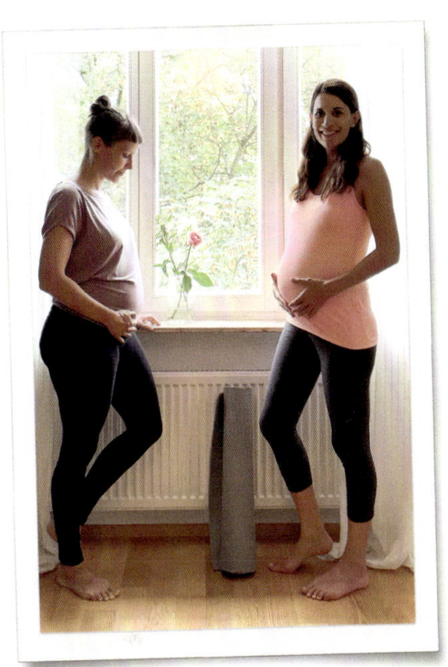

Mach's dir mit dem richtigen Atem einfach

Wie du gesehen hast, kann es manchmal wirklich wichtig sein, sich mithilfe von Yoga ein paar Strategien zurechtzulegen. Strategien für die Zeit in der Schwangerschaft, die Geburt und das Familienleben. Und, Hand aufs Herz: eine Strategie für das Leben an sich. Während der Schwangerschaft und später auch bei der Geburt kann der Atem mehr Leichtigkeit und gleichzeitig unfassbare Kraft geben.

Im Schwangerschaftsverlauf wird das Zwerchfell durch das wachsende Baby immer weiter nach oben in die Brusthöhle geschoben. Die Lunge kann sich dadurch nicht mehr voll ausweiten. Durch gezielte Atemübungen lässt sich die Atemmuskulatur trainieren, wodurch das Volumen der Lunge vergrößert wird.

Im Hinblick auf die Geburt ist der Atem ein treuer Begleiter. In den Wehen kann er gezielt genutzt werden, um ruhig und entspannt zu bleiben sowie in den richtigen Augenblicken die Geburt entscheidend voranzubringen.

Einige Dinge sind allerdings im Vergleich zu einer klassischen Pranayama-Praxis zu beachten:

- Zum einen darf die Mama auf keinen Fall Atempausen ausführen, da das Baby sonst in eine Stresssituation gerät. Zum anderen sollte die Atmung immer sanft geübt werden, um keinen falschen Ehrgeiz zu wecken. Im klassischen Yoga wird ausschließlich durch die Nase ein- und ausgeatmet, um die Lebensenergie im Körper zu halten. Während der Schwangerschaft kann dies hier und da durch ein gezieltes und entspanntes Ausatmen durch den Mund ersetzt werden. Diese Art der Atmung wirkt geburtsvorbereitend.
- Klassisch praktizierst du im Yoga deine Atemübungen im Sitzen. Du kannst dich auf dem Boden einrichten oder auf einem Stuhl. Falls du einen anstrengenden Tag hattest, kannst du das Atmen aber auch im Liegen auf der Matte oder der Couch praktizieren. Denke immer daran – du sollst es bequem haben und dich nicht in eine unmögliche Position zwängen. Ein paar bewusste Atemzüge auf der Couch sind am Ende mehr wert, als krampfhaft der Idee von der perfekten Yogini nachzujagen.
- Und noch eins: Du hast den Atem immer dabei. Was für tolle Neuigkeiten. Du brauchst nicht lange danach zu suchen oder die Yogamatte an einen ruhigen Ort bringen. Du kannst einfach in diesem Moment beginnen, achtsamer zu atmen. Starte jetzt mit deiner Atempraxis.

Viele Atemübungen findest du auch in den jeweiligen Übungssequenzen.

Yoga-Wunderkiste

Atme dich frei !

Bevor du gleich großartige und wirklich hilfreiche Atemübungen kennenlernst, erst einmal ein paar Fakten: Das Zwerchfell als größter Atemmuskel ist der Hauptakteur. Bei der Einatmung zieht sich das Zwerchfell zusammen und senkt sich ab. Dadurch dehnt sich die Lunge und füllt sich mit Sauerstoff. Der Bauch und der Beckenboden weiten sich sanft mit. Bei der Ausatmung entspannt sich das Zwerchfell wieder, der Brustraum und der Bauch gehen zurück, der Beckenboden kontrahiert sanft. Verbrauchte Luft fließt aus.

Besonders angenehm ist es für den Körper, durch die Nase zu atmen, da hier schon direkt die Atemluft durch die Schleimhäute und Flimmerhärchen befeuchtet, erwärmt und gefiltert wird.

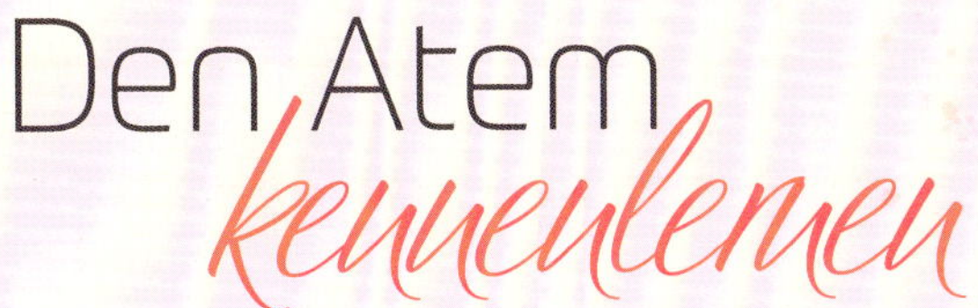

Setze oder lege dich hin. Beobachte den Atem für einige Zeit. Achte darauf, dass du den Atem nicht bewusst beeinflusst, sondern ihn einfach so sein lässt, wie er ist. Lerne dabei deinen eigenen Leben spendenden Atem kennen.

Beobachte die Einatmung. Wie fühlt sie sich an? Wo kannst du die Einatmung im Körper spüren? Ist sie natürlicherweise tief oder flach?

Mache nach einer Weile das Gleiche mit der Ausatmung.

Genieße den Atem!

Yogische Vollatmung

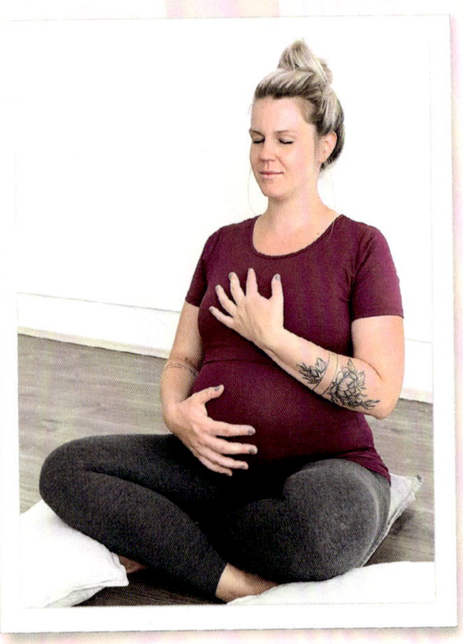

Nimm einen aufrechten Sitz ein. Lege eine Hand auf die Brust und die andere auf den Bauch. Atme bewusster ein und spüre dabei, wie sich die Brust und der Bauch langsam ausdehnen. Spürst du, wie sich deine Hände mitbewegen? Verweile kurz in dem Gefühl der Fülle.

Atme achtsam aus, spüre, wie Brust und Bauch zurückfließen und auch deine Hände in ihren Ursprungszustand kommen. Ein Gefühl der Entspannung entsteht.

Atme so für einige Runden ganz aufmerksam. Versuche, den Geist bei der Sache zu halten und nicht schon mit den Gedanken bei der Einrichtung des Kinderzimmers zu sein.

Drittes Trimester: Wenn das Baby wächst und größer wird, muss das Zwerchfell nach oben ausweichen. Dadurch kann die Atmung schwerer werden und dich Kraft kosten. Versuche, entspannt zu bleiben und dennoch so bewusst und ausgedehnt wie möglich zu atmen.

Atemsäule

Diese Atemübung hilft dem Körper, sich aufzurichten, zu erden und gleichzeitig etwas mehr Raum zu finden.

Setze dich bequem hin. Lenke den Atem mit der Einatmung über die Körpervorderseite. Lasse ihn frei fließen. Lenke ihn bei der Ausatmung über die Körperrückseite. Atme ein und lenke den Atem von unten nach oben über die Körpervorderseite. Atme aus und lenke den Atem von oben nach unten über die Körperrückseite.

Bei der Einatmung vom Becken nach oben in Richtung Kopf spüre, wie du dich noch mehr aufrichtest. Bei der Ausatmung vom Kopf nach unten in Richtung Becken spüre, wie du stabiler und geerdeter wirst.

Atme ein und lächle! Atme aus und lächle!

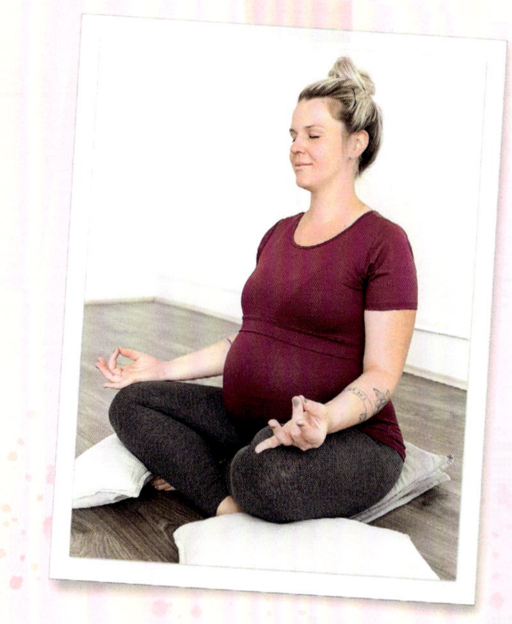

Atmung für eine *leichte Geburt*

Diese Form der Atmung kannst du während der Geburt oder einfach in herausfordernden Situationen im Alltag einsetzen. Damit sie funktioniert, wenn es darauf ankommt, ist es wichtig, die Atemtechnik in ruhigen Zeiten zu üben und sie immer mal wieder in deine Yogaübungen auf der Matte einzubauen.

Eins vorweg: Welche Atmung du bei der Geburt anwendest, ist am Ende egal. Hauptsache, der Atem ist ruhig und entspannt, ist kraftspendend und hilft, die Gedanken zu ordnen.

Hilfreich kann es auch sein, sich das Bild eines Ankers vorzustellen. Geht es in deinem Kopf stürmisch zu, hilft der Atem, dich auf etwas Positives zu fokussieren und den Geist auszurichten. Dein Atem-Anker bringt dich weg von den unzähligen Gedanken während der Geburt: »Ahhh, wie lange dauert es noch?« Oder: »So eine PDA wäre doch nicht schlecht«, usw.

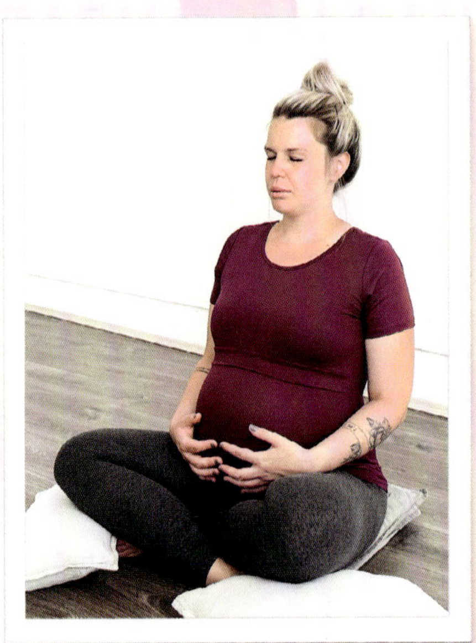

Mit jedem Atemzug kommst du deinem Kind ein Stück näher. Je konzentrierter du bei jedem einzelnen Atemzug bist, desto besser kann der Körper sich auf die Geburt einlassen, sich öffnen, seine »Wunder«-Hormone ausschütten und dich optimal durch die Geburt leiten.

Atme langsam und ausgedehnt durch die Nase ein. Atme konzentriert über den leicht geöffneten Mund aus.

Du musst den Atem nicht hinausschieben oder sonst wie extrem tief werden lassen. Einfach den Atem präsent durch die Nase ein- und durch den leicht geöffneten Mund aushauchen.

Dadurch relaxt der komplette Körper, das Nervensystem kann gelassen bleiben, und als Bonus entspannt sich dein Beckenboden durch den leicht geöffneten Mund.

Stelle dir vor, wie du dir mit der Einatmung Power für die Muskelaktivität der Gebärmutter holst und wie du bei der Ausatmung die Anstrengung loslässt. Atme dabei tief in den Oberkörper ein und aus. Falls sich das nicht gut anfühlt, ist es egal, wo du hinatmest, das kann auch der kleine Zeh sein, Hauptsache, du atmest weiter und hältst den Atem nicht an.

»Ich atme ein und komme zur Ruhe.
Ich atme aus und lächle.
Heimgekehrt in das Jetzt, wird dieser Moment ein Wunder.«

(Thich Nhat Hanh)

Gib mir einen Ton!

Tönen ist eine spezielle Form der Atmung, die besonders während der Geburt sehr hilfreich sein kann. Die Verbindung zwischen Kiefer und Beckenboden wird optimal genutzt. Das lange Ausatmen entspannt den Beckenboden. Insbesondere tiefe Vokale wie »A« und »O« öffnen die Kehle und gleichzeitig den Beckenboden. Wichtig ist, den Ton nicht im Kopf entstehen zu lassen, sondern ihn tief aus dem Körperinneren zu erzeugen.
Aber so ein schwungvolles und lautes »Aaaaa« ist nicht jederfraus Sache, daher sollte das Tönen vorab unbedingt geübt werden. Probiere doch mal, die Göttinnen-Asana (siehe Seite 87) länger zu halten und dabei kraftvoll zu tönen. Spüre, wie du deine Anstrengung besser verarbeiten kannst.

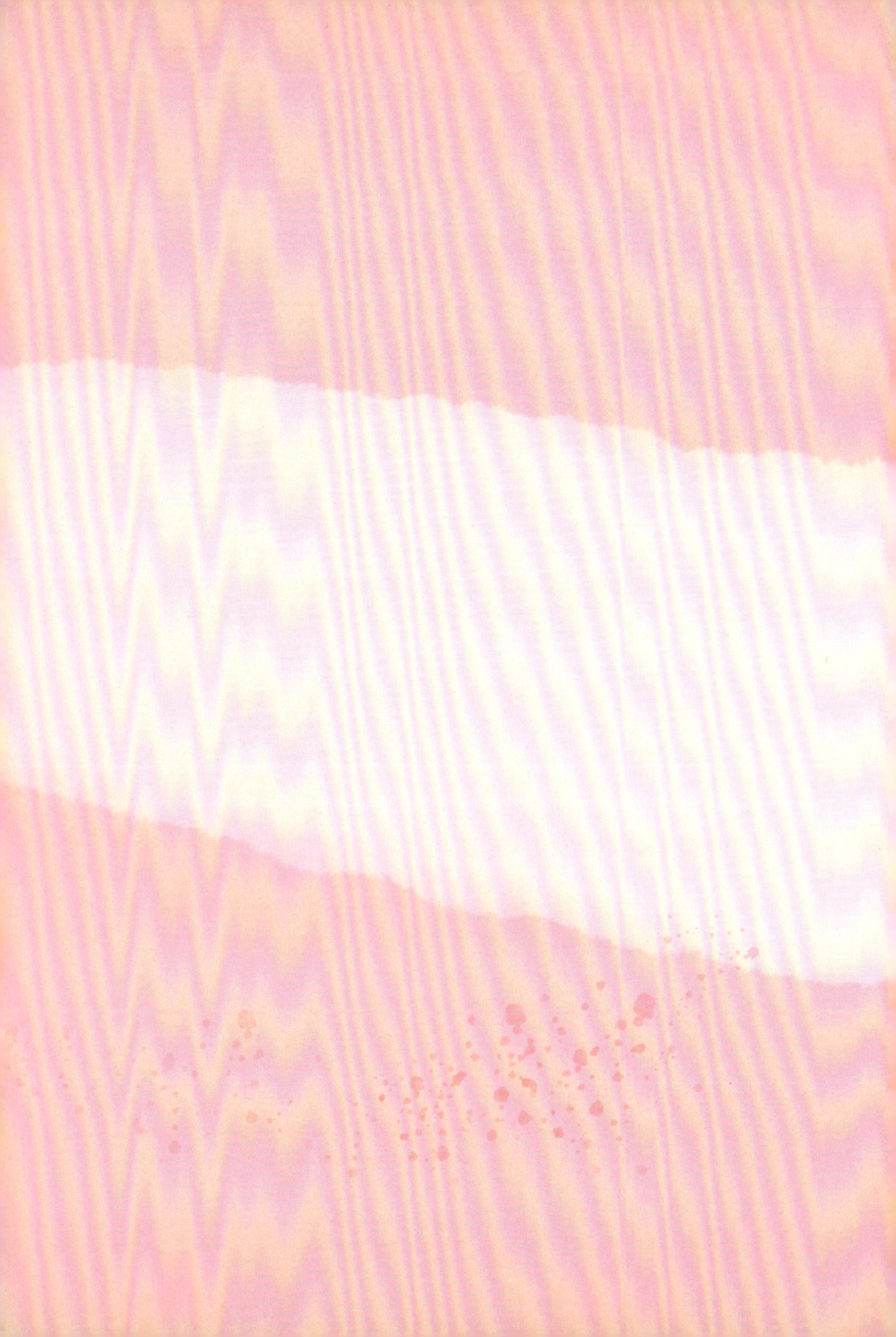

Yoga-Übungs-sequenzen

Yoga für *Körper, Geist* und *Seele*

Tipps für dein Wohlfühlprogramm

Hier findest du eine Sammlung liebevoll für dich zusammengestellter Übungssequenzen. Bei einigen Asanas gibt es Anpassungen für das jeweilige Trimester, sodass du alle Sequenzen zu jeder Zeit in der Schwangerschaft ausführen kannst. Bevor du startest, lies dir die folgenden Dos and Don'ts genau durch.

Dos and Don'ts im Babybauch-Yoga

- **Über die Seite:** Finde den Weg in und aus der Rückenlage *immer* über die Seite. Bitte wähle keine Abkürzung, indem du die Seite nur andeutest. Stütze dich zusätzlich mit den Händen ab. Deine Bauchmuskeln und dein Beckenboden werden es dir danken. PS: Das gilt nicht nur auf der Matte. Auch in und aus dem Bett immer über die Seitausrichtung kommen.
- **Bauchmuskulatur:** Vermeide Asanas, die die Bauchmuskeln belasten. Das Muskelgewebe muss sich dehnen können, um für das wachsende Baby Platz zu schaffen. Deshalb ist jede Stärkung der Bauchmuskulatur kontraproduktiv. Eine kleine Ausnahme ist das erste Trimester, indem du noch die seitliche Bauchmuskulatur trainieren darfst. (Natürlich nur, wenn es sich stimmig anfühlt.)
- **Bauchlage:** Liegende Asanas sind jetzt erst einmal für eine Weile tabu. In Bauchlage wird einfach ein zu hoher Druck auf den Fötus und die Gebärmutter ausgeübt. Eine Ausnahme kann das erste Trimester sein. Sobald es sich aber nicht mehr gut anfühlt, Bauch-Asanas bitte vermeiden.

- **Rückenlage:** Asanas auf dem Rücken bitte nur in Maßen ausführen. Vor allem im dritten Trimester kann sich das lange Liegen auf dem Rücken komisch anfühlen, und dir kann übel oder schwindelig werden (Vena-cava-Syndrom).
- **Tiefe Dehnungen:** Durch die Ausschüttung des wunderbaren Hormoncocktails in der Schwangerschaft sind bei den meisten Frauen auf einmal ungeahnte Dehnungen möglich. Der ganze Körper wird durch die Hormone weich und durchlässig. Das Gewebe gibt nach. Vorsicht, es besteht Verletzungsgefahr. Eine gute Richtlinie ist »nicht mehr als 60 Prozent in die Dehnung gehen«.
- **Umkehrhaltungen:** Die meisten Umkehrhaltungen (wenn das Herz höher als der Kopf ist) lieber weglassen. Ausnahme ist der herabschauende Hund. Mehr dazu bei den Übungssequenzen (siehe Seite 137).
- **Atme dich glücklich:** Bitte denke zu jeder Zeit daran, dass du nicht allein auf der Matte bist. Dein Baby ist immer bei dir. Atme daher für euch beide großzügig und entspannt. Versorge dich und dein Kind dadurch mit viel Sauerstoff und Energie. Bitte halte den Atem nicht an!
- **Verweildauer in der Asana:** Solange du relaxt in der jeweiligen Asana atmest, ist alles genau richtig. Wird der Atem unruhig, ist das ein Zeichen dafür, dass du die Asana zu lange oder intensiv hältst. Falls du einen Orientierungswert für die Länge brauchst, die du in einer Position bleiben kannst: Starte mit vier Atemzügen – ist das gut möglich, und du fühlst dich wohl, gehe auf fünf, sechs Atemzüge usw.

Viele Übungen haben unterschiedliche Varianten. Beim Sitzen bedeutet das beispielsweise:

- Fersensitz
- Gekreuzter Sitz wird unterteilt in Schneidersitz oder Meditationssitz: Die Beine liegen gekreuzt auf- oder voreinander.

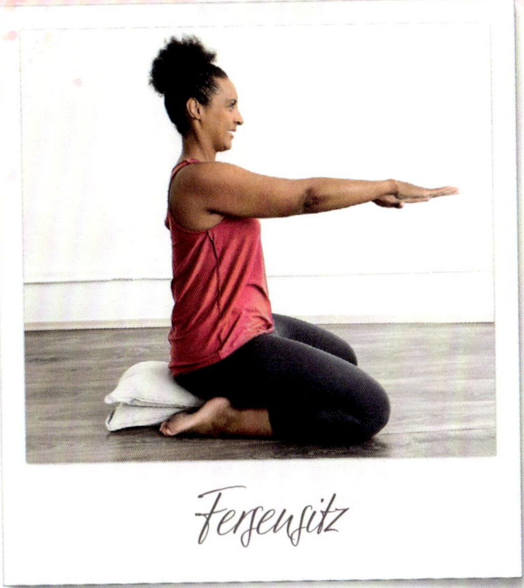

Fersensitz

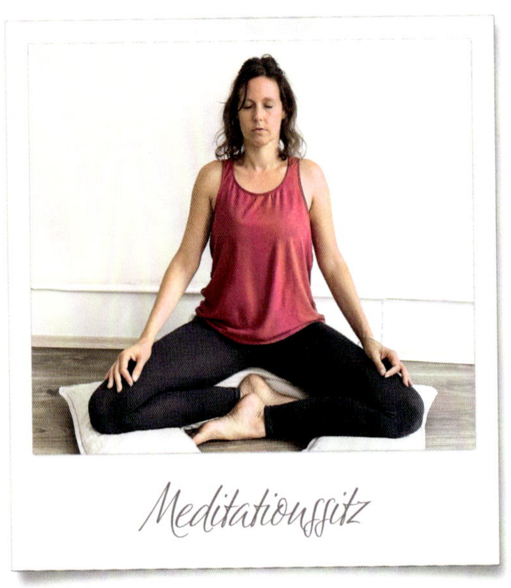

Meditationssitz

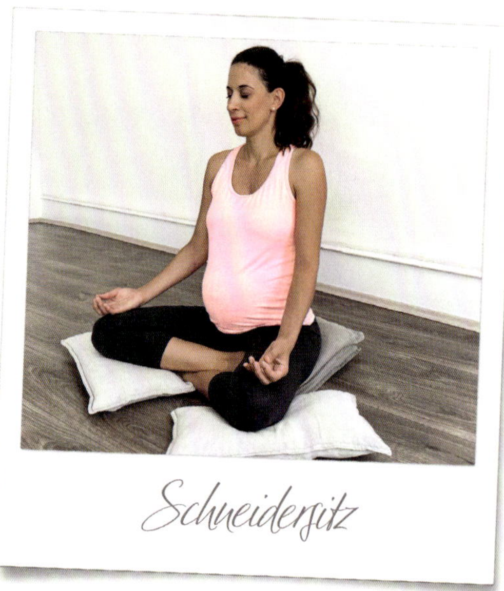

Schneidersitz

Als Hilfsmittel kannst du dir einen Stuhl oder ein oder mehrere Meditationskissen unter den Po oder als Stütze für die Knie auswählen. Natürlich ist auch die Wand zur Entlastung des Rückens gut.
Im Verlauf der Sequenzen zeige ich dir unterschiedliche Optionen für die Asanas. Gehe daher die Übungsreihen einmal kurz durch und schaue, welche Varianten es gibt. Wähle immer diejenige, die sich in diesem Moment für dich gut anfühlt.

Wohlfühlen ist der Schlüssel.

Nun, viel Spaß auf der Yogamatte! Genieße die Zeit mit dem Babybauch und deinem wachsenden Kind.

Yoga-Sequenz: Grüße die Sonne

Ich bin eine große Sonnengruß-Liebhaberin. Der Gruß ist einfach wunderbar, denn mit seinen aufeinander abgestimmten Bewegungen bringt er den Körper einmal komplett zum Fließen. Er schenkt Energie, Beweglichkeit und hält dich fit.

Du kannst ihn allein für dich üben oder in die unterschiedlichen Sequenzen einbauen (entweder vor Beginn der Yogareihe oder nach dem Pranayama). Genauso gut ist es, wenn du dir mal nur einzelne Asanas des Sonnengrußes rauspickst.

Da du in der Schwangerschaft auf den klassischen Sonnengruß verzichten solltest, findest du hier eine abgewandelte Babybauch-Variante, die du zu jeder Zeit in der Schwangerschaft ausüben kannst.

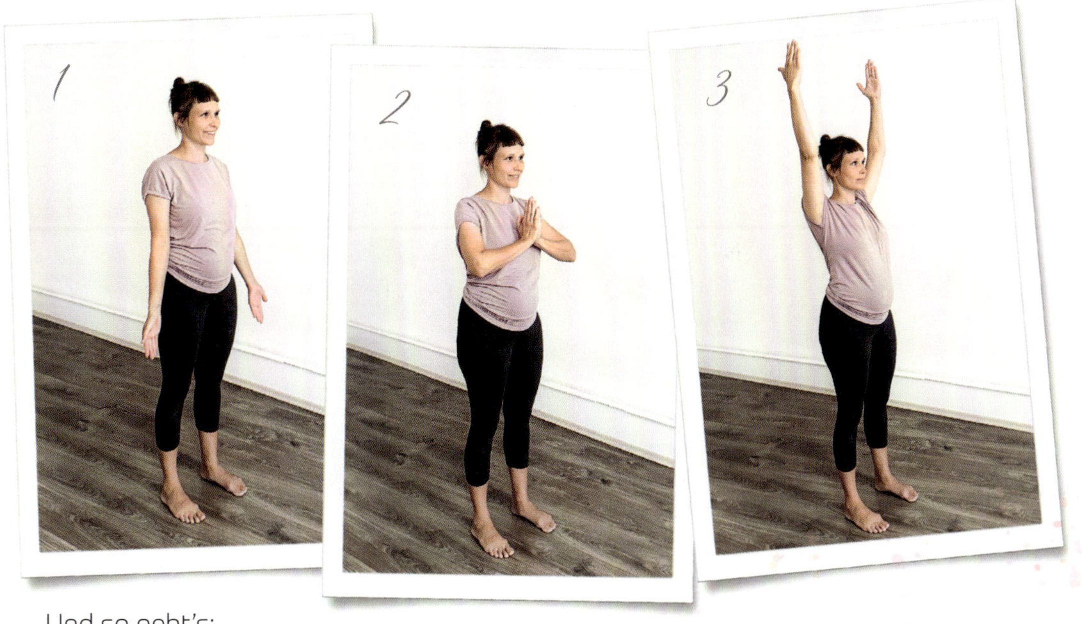

Und so geht's:

Stelle dich hüftbreit an den Anfang der Matte. Erde dich bewusst und richte die Wirbelsäule lang nach oben auf. Bringe die Handflächen vor dem Herz zusammen. Halte kurz inne.

Du grüßt nun die Sonnenenergie und mit ihr die unermessliche Kraft, neues Leben zu schaffen – ohne Sonne kein Leben auf der Erde und ohne dich kein Baby, das in diese Welt hineingeboren wird.

Wenn du so weit bist, hebe die Arme Richtung Sonne, strecke dabei den Oberkörper, öffne den Brustkorb und dein Herz. Kannst du dabei Weite und Freiheit in dir spüren? Achte darauf, die Füße fest verwurzelt zu halten.

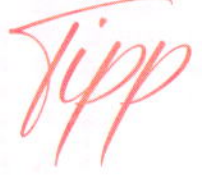

An alle Trimester: Damit der untere Rücken entspannt bleibt, achte darauf, die Rückbeuge nicht aus dem unteren Rücken heraus zu machen, sondern zuerst lang in den Seiten zu werden und die Öffnung lediglich im Oberkörper und Brustkorb zu erzeugen. Halte die Schultern locker!

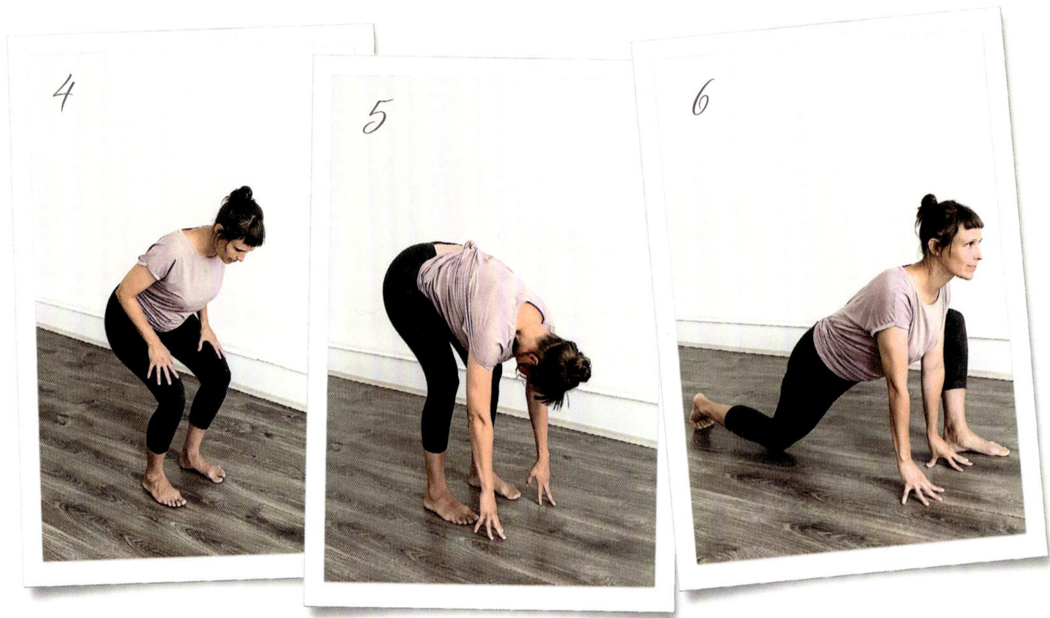

Fließe mit dem Oberkörper nach unten, stütze dich dabei mit den Händen auf den Oberschenkeln ab. Komme in die Vorwärtsbeuge. Die Beine sind leicht angewinkelt oder gestreckt. Schiebe den Po in Richtung Himmel und spüre die Dehnung in der Beinrückseite. Verneige dich vor der strahlenden Lebenskraft in dir.

Winkle die Knie gut an und stelle den rechten Fuß weit nach hinten, lasse das Knie dabei auf den Boden sinken (für mehr Komfort lege eine Decke unter das Knie). Spüre die Dehnung in der Leiste. Öffne gleichzeitig das Herz und halte den Kopf gerade.

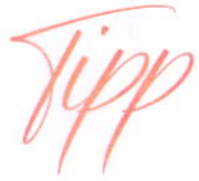

Zweites und drittes Trimester: Wenn der Babybauch schon größer ist, ist es bequemer, den vorderen Fuß mehr nach außen zu stellen und die Hände in der Fußinnenseite einzurichten. Ein Yogablock (alternativ geht auch ein dickes Buch) unter den Händen gibt dir zusätzlich Platz.

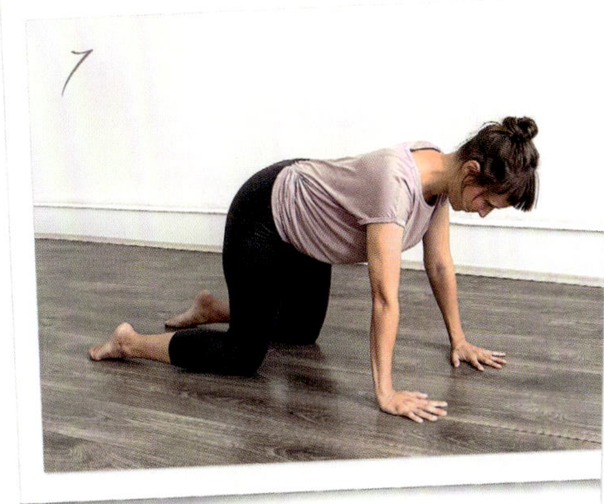

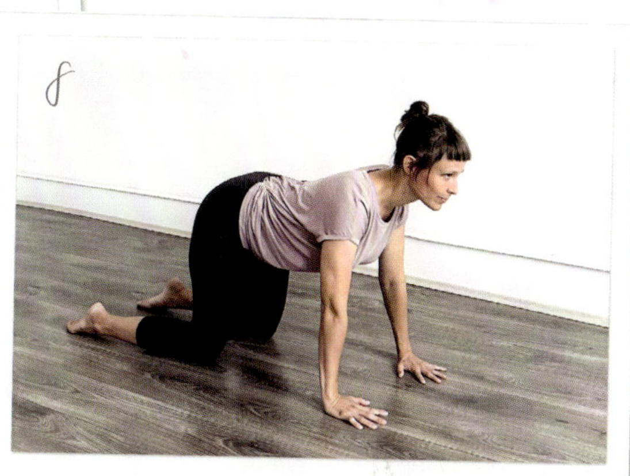

Nimm den Vierfüßlerstand ein. Halte den Rücken noch gerade. Führe dann die Körperseiten in die Länge und hebe dich aus dem Brustkorb in eine Öffnung. Der Nacken bleibt lang.

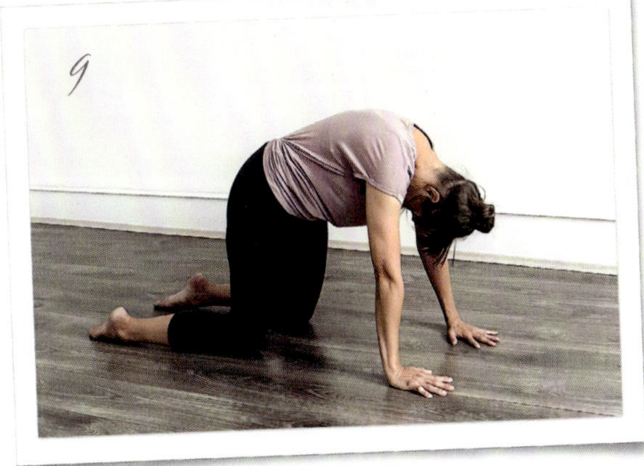

Schiebe als Nächstes mit beiden Händen in die Matte und runde den ganzen Rücken vom Steißbein bis zum Kopf. Rolle dich ein! Halte den Bauch dabei entspannt.

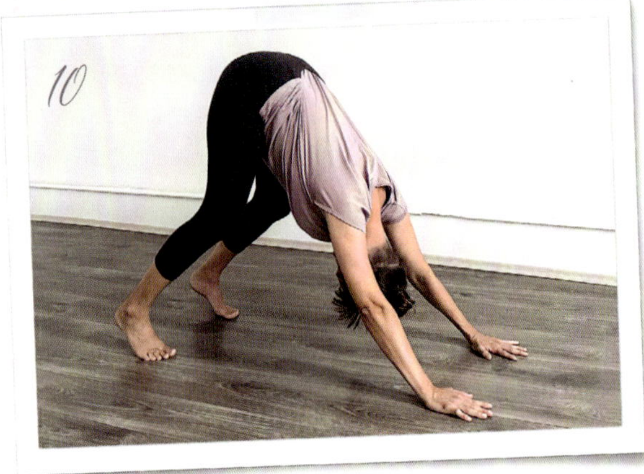

Stelle die Hände ein Stück nach vorn, platziere die Zehen auf dem Boden und hebe dich in den herabschauenden Hund. Lasse dabei die Knie angewinkelt, strecke und rekele dich.

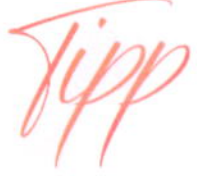

Erstes Trimester: Falls dir öfter übel oder schwindelig ist, lasse den herabschauenden Hund bitte weg.
Zweites Trimester: Bei Sodbrennen kommt durch die umgekehrte Position im herabschauenden Hund die Magensäure nach oben – verzichte lieber auf die Asana.

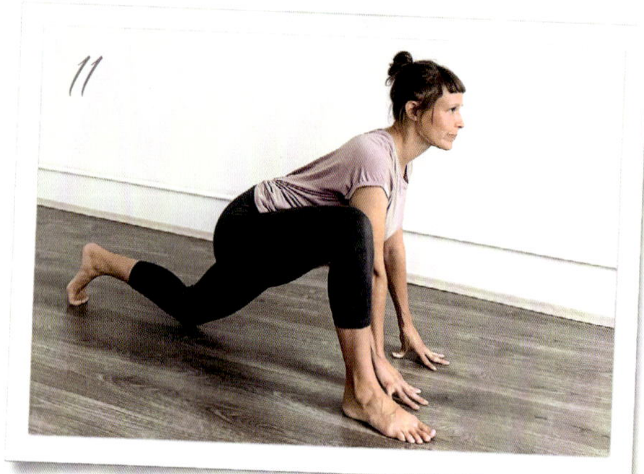

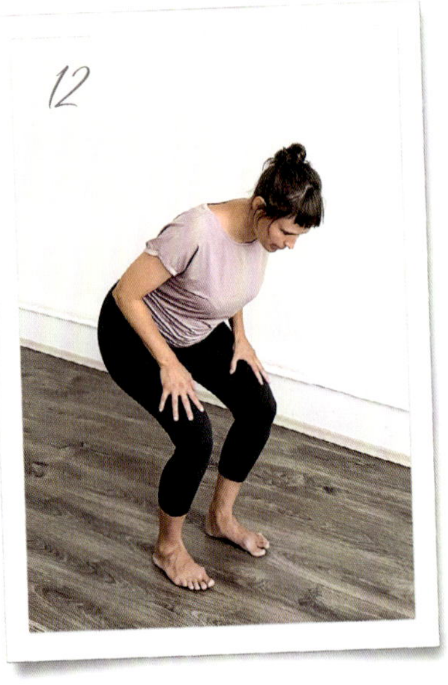

Setze die Knie zuerst auf dem Boden ab und stelle dann den rechten Fuß nach vorn. Verweile kurz und kreise mit dem Becken.

Stütze dich beim Hochkommen mit den Händen auf den Oberschenkeln ab, mache dich lang und strecke die Arme in Richtung Sonne. Dein Herz öffnet sich weit für das neue Leben.

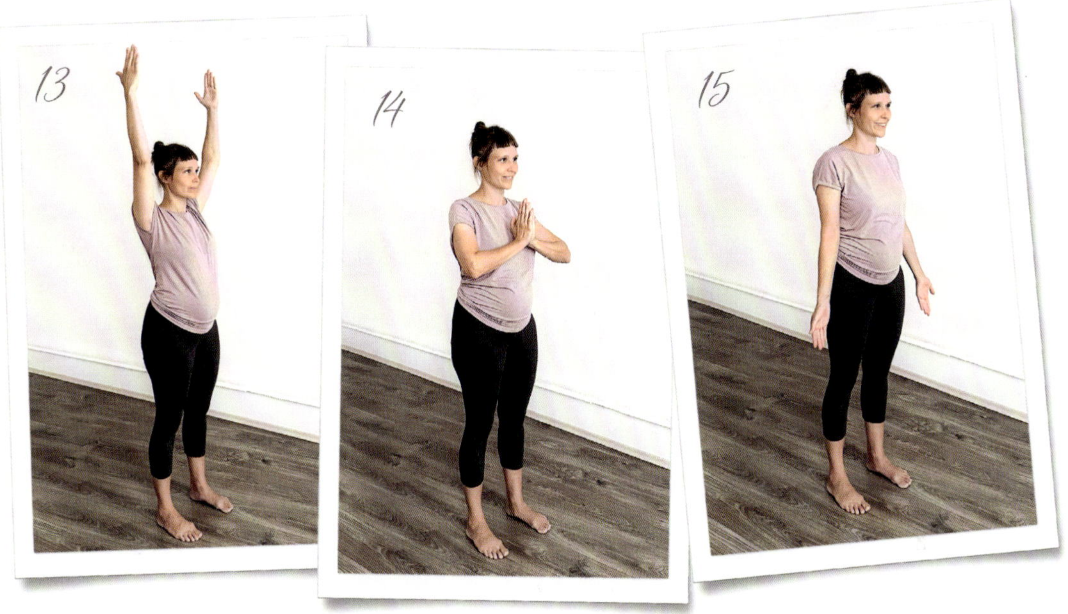

Bringe die Handflächen vor dem Herzen wieder zusammen. Namasté-Mudra ist eine Handgeste. Der Begriff stammt aus dem Sanskrit und bedeutet übersetzt »Ich verbeuge mich vor dir«. Entspanne die Arme zum Abschluss nach unten.

Wiederhole die Sequenz auf der anderen Seite!

Führe die Sonnengrüße langsam in Zeitlupe aus oder auch mal schnell und dynamisch. Ganz so, wie du es gerade brauchst. Lasse dir ausreichend Zeit zum Erspüren des Körpers. Modifiziere jede Asana so, wie es dir guttut.

Yoga-Sequenz: Verwurzelt wie ein Baum

Als Mama brauchst du starke Nerven. Es sollte dich nichts so schnell aus dem Gleichgewicht bringen. Leichter gesagt als getan! Mit dieser Yogaeinheit kannst du neben deiner physischen Standfestigkeit auch deine mentale Stärke trainieren.

Zwei Körperbereiche stehen in dieser Sequenz besonders im Fokus: die Füße und der Beckenboden. Das Duo hält dich nicht nur sicher am Boden, sondern spricht auf emotionaler Ebene die Themen Urvertrauen und Familie an. Denn wenn ein neues Mitglied Einzug in die Familie hält, dürfen alle ihren Platz im Gefüge neu finden. Stärke dich mit einer Runde Yoga.

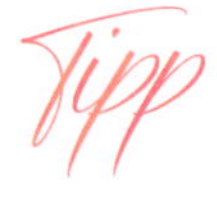

Stelle dir in jeder Position bildlich Wurzeln vor, die du von den Körperbereichen, die den Boden berühren, in die Erde schickst.

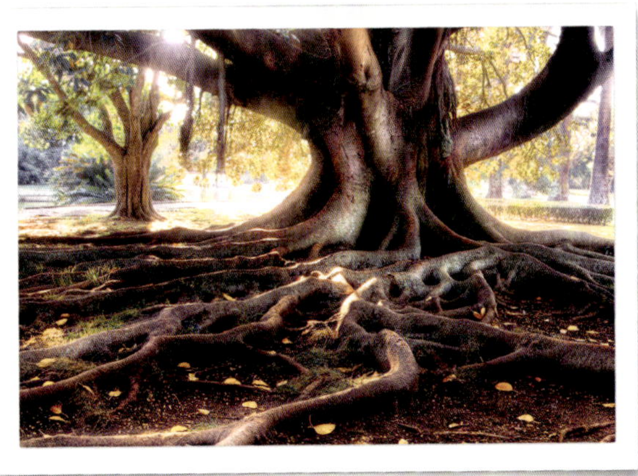

Wurzel-Atmung

Richte dich stabil in einem kreuzbeinigen Sitz ein (falls dir das heute zu anstrengend ist, mache es dir beispielsweise auf einem Stuhl gemütlich). Spüre, wie sich deine Wirbelsäule langsam aufrichtet. Entspanne die Beine in die Matte hinein und atme dabei einige Male tief durch.

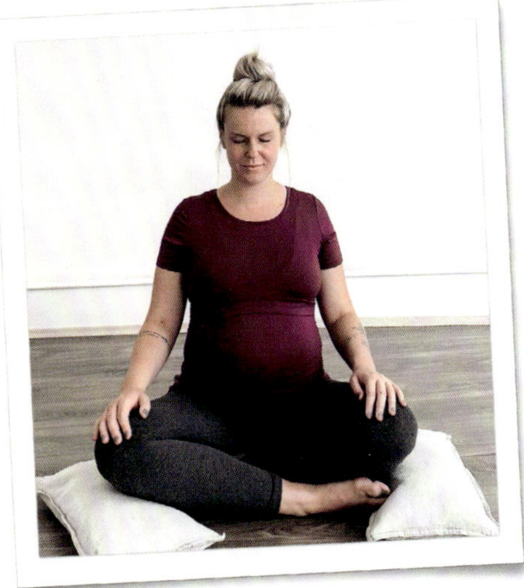

Stelle dir vor, wie von deinem Becken und den Beinen jeweils eine wunderschöne Wurzel in die Erde hinunterwächst. Lasse große und kräftige Wurzeln wachsen. Spüre, wie dadurch eine Verbindung zur Erde entsteht. Eine Verbindung, die dich nährt und hält.

Beginne, ausgedehnt zu atmen. Über deine Wurzeln kannst du alles loslassen und an die Erde abgeben, was du nicht mehr brauchst. Gleichzeitig kannst du die stärkende Erdenergie nach oben holen. Wenn du ausatmest, gib deine Sorgen, Zweifel und Ängste über die Wurzeln an die Erde ab. Wenn du einatmest, hole dir frische Kraft, Vertrauen und Mut nach oben. Bleibe für einige Atemzüge mit dem Bild der Wurzeln und dem kraftvollen Gefühl sitzen.

Wie ein großer, starker Baum
bist auch du stark und schön!

Beende die Übung langsam und mache dir zum Abschluss bewusst, dass du ständig in innigem Kontakt mit der Erde stehst.

Beckenboden-*Wow!*

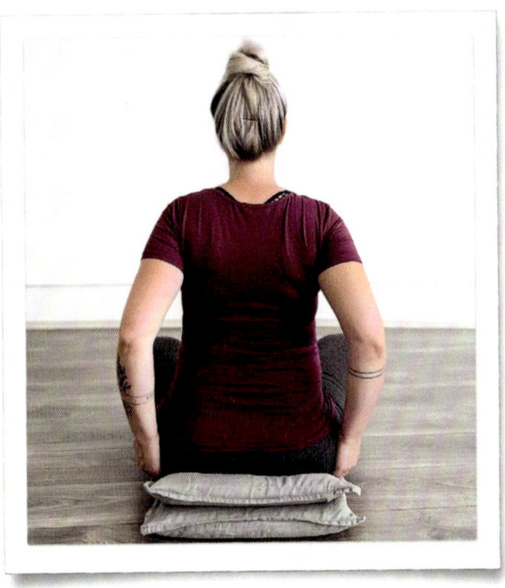

Wow *1*

Bringe die Wahrnehmung nach unten in dein Becken. Stelle dir zwei wunderschöne Bäume in deinem Becken vor (What?), zwischen denen eine aufgespannte Hängematte hin- und herpendelt. Visualisiere diese aufgefächerte Hängematte und ihre Bewegungen im Takt des Windes.

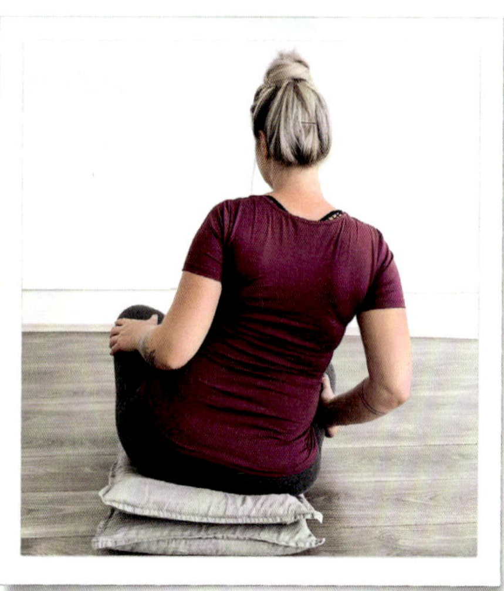

Wow *2*

Spüre nun die Sitzknochen (taste mit beiden Händen über den Po, bis du das Knöcherne spürst). Schiebe zuerst den rechten Sitzhöcker nach unten in die Matte, der linke hebt sich dabei leicht nach oben an. Dann umgekehrt. Übe abwechselnd.

Schiebe nun den rechten Sitzhöcker nach vorn und den linken leicht nach hinten. Und wieder umgekehrt. Übe abwechselnd.

Wow *3*

Komme in den Vierfüßlerstand. Bewege langsam dein Becken – nach rechts und links –, kippe es zu dir ran und von dir weg, mache Kreise oder eine liegende Acht. Bewege dein Becken so, wie es sich gut anfühlt.

Dieses Universum ist nicht
außerhalb von dir.
Schau in dich hinein – alles,
was du willst, bist du schon.

Rumi

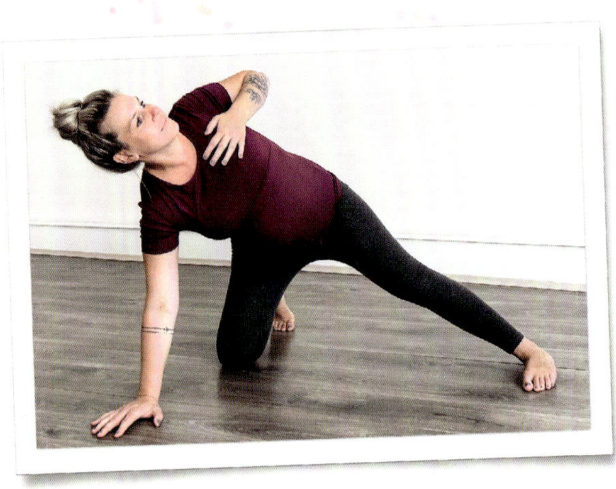

Drehe dich *glücklich*

Stelle das linke Bein aus dem Vierfüßlerstand nach links zur Seite raus. Das rechte Knie ist unter der Hüfte, und die weit aufgefächerten Hände stützen unterhalb der Schulter. Erinnere dich daran, Wurzeln von den Körperbereichen in die Erde wachsen zu lassen, die gerade den Boden berühren.

Drehe den Oberkörper nun achtsam nach links auf. Beginne mit der Drehung im unteren Rücken und drehe dich von hier immer weiter nach oben auf. Lege die linke Hand auf das Herz. Spüre den Raum, den du hier für dein Kind schaffst, und die Liebe in deinem Herzen.

Beende die Übung nach einigen Atemzügen und erlebe nun die andere Seite. Spüre im Anschluss im Vierfüßlerstand nach und verbinde dich noch einmal bewusst mit deinen starken Wurzeln.

Herabschauender Hund

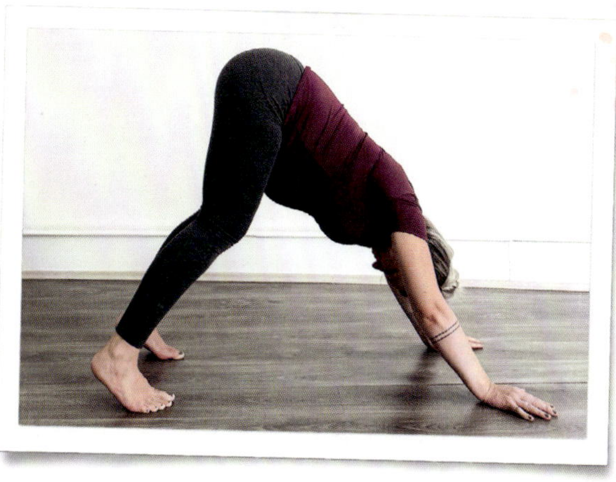

Schiebe den Po vom Vierfüßlerstand ausgehend weit nach hinten, oben raus. Winkle die Knie an und finde viel Länge im Rücken. Die Hände und Zehen sind weit aufgefächert. Spüre den innigen Kontakt mit der Erde und hole dir Kraft durch deine schönen langen Wurzeln. Die Fersen müssen den Boden nicht berühren. Genieße! Zum Beenden setze die Knie ab und spüre nach.

Viele werdende Mamas meiner Kurse lieben den herabschauenden Hund. Die Dehnung und das Strecken können sich wirklich angenehm anfühlen. Indikator für die Asana ist dein Wohlfühlfaktor.

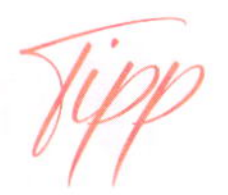

Erstes bis drittes Trimester: Übelkeit, Schwindel, Erschöpfung, Unwohlsein u. a. sind Zeichen, auf die Asana zu verzichten.

Starke Fußmuskeln

In dem Kapitel über den Beckenboden hast du schon etwas über den Zusammenhang zwischen den Füßen und dem Beckenboden gelernt. Nun lernst du einige Übungen kennen, um die Füße zu kräftigen. Oder anders gesagt – der Baum stärkt seine Wurzeln.

Bevor du loslegst, falte deine Matte dreimal und stelle dich darauf.

Starke Wurzeln 1

Schiebe die großen Zehen in die Matte und hebe alle anderen Zehen nach oben an. Wechsle und hebe die großen Zehen an und schiebe die restlichen Zehen in die Matte. Wiederhole die Übung ein paar Mal.

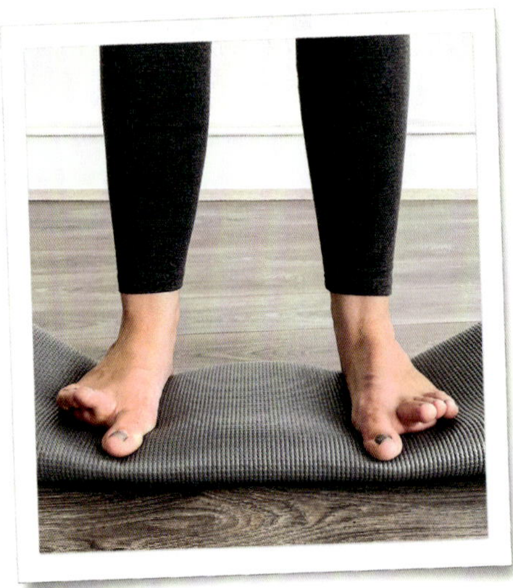

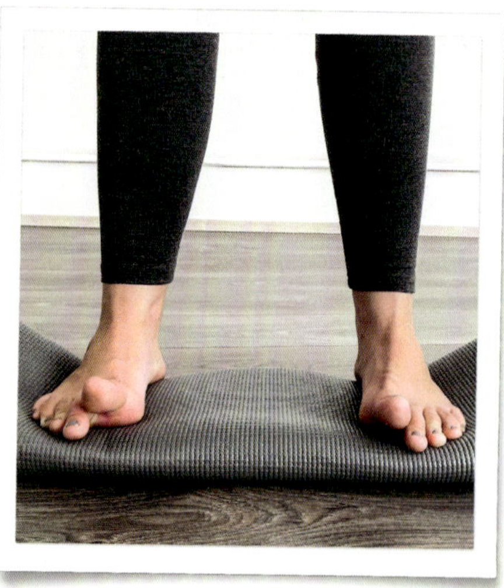

Wenn der Sturm kommt,
tanze mit ihm.

Starke Wurzeln 2

Schiebe die großen Zehen in Richtung Mitte. Halte kurz und führe sie wieder zurück. Spüre, wie deine Muskeln arbeiten. Wiederhole die Übung!

Starke Wurzeln 3

Hebe alle Zehen an, spreize sie und setze sie großflächig auf. Kralle mit allen Zehen in die Matte. Lasse los, entspanne die Zehen wieder.

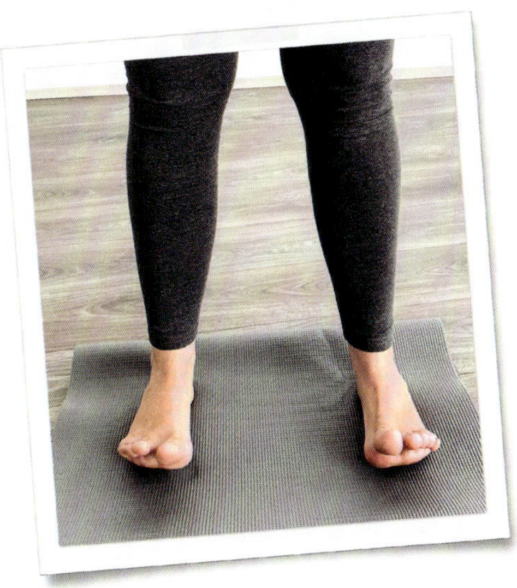

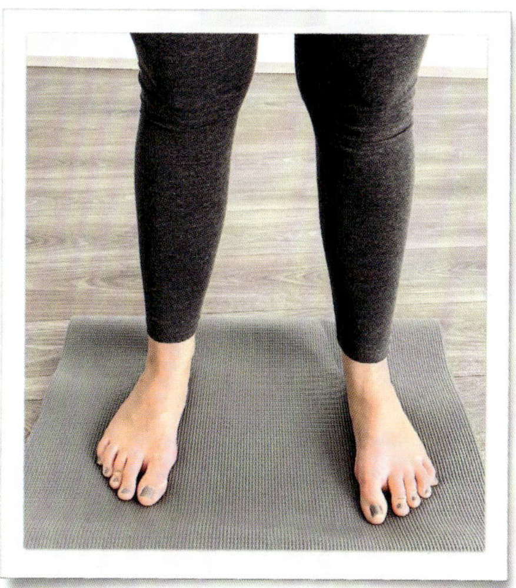

Lebensbaum

Stelle dich hüftbreit auf (du kannst einfach auf der gefalteten Matte stehen bleiben, dadurch bekommt der Baum einen Extrakick). Lasse starke Wurzeln in die Erde wachsen, die dir Halt schenken. Spüre, wie dieser Halt über die Beine bis in das Becken wandert. Richte das Becken auf. Wachse Wirbel für Wirbel der Sonne entgegen. Suche dir im Rücken noch einen Millimeter mehr Platz. Entspanne die Arme und Schultern nach hinten, unten. Wachse mit dem Kopf mehr in die Länge. Spüre, wie du aufgerichtet stehst.

Lege beide Hände an den Bauch und hole dir dein Baby näher zu deinem Herzen heran. Fixiere den Blick auf einen Punkt, der sich nicht bewegt – das gibt dir mehr Balance.

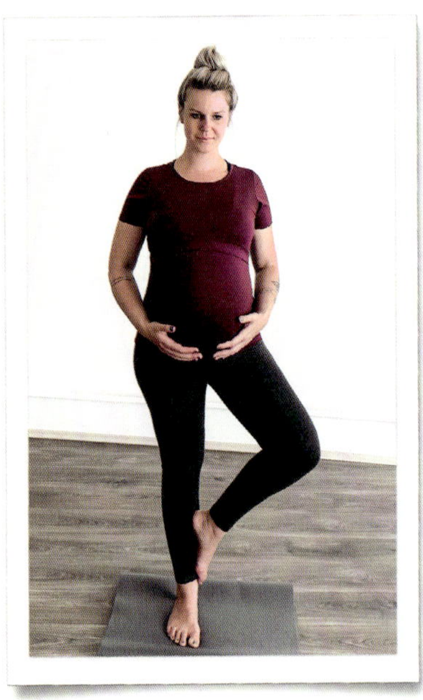

Verlagere das Gewicht auf das rechte Bein und löse das linke vom Boden. Stelle die linken Zehen an den Unter- oder Oberschenkel. Stelle den Fuß bitte nicht direkt auf das Knie. Falls heute ein sehr wackeliger Tag ist, reicht es auch, die linken Zehen neben den rechten Fuß zu stellen. Spüre, wie du fest verwurzelt bist. So kannst du auch dem nächsten Sturm standhalten. Wenn du dich stabil fühlst, hebe gern die Arme in Richtung Sonne und wachse über dich hinaus.

Wechsle nach einiger Zeit die Beine und spüre im Anschluss mit festem Stand die Kraft und Erdverbundenheit.

Du weißt genau, du kannst dich
auf dich, deine Entscheidungen
und Fähigkeiten verlassen.
Du stehst mit beiden Beinen fest
im Leben, voller Zufriedenheit
und Freude.

Vorwärtsbeuge – *Verneige dich* vor deiner inneren Kraft

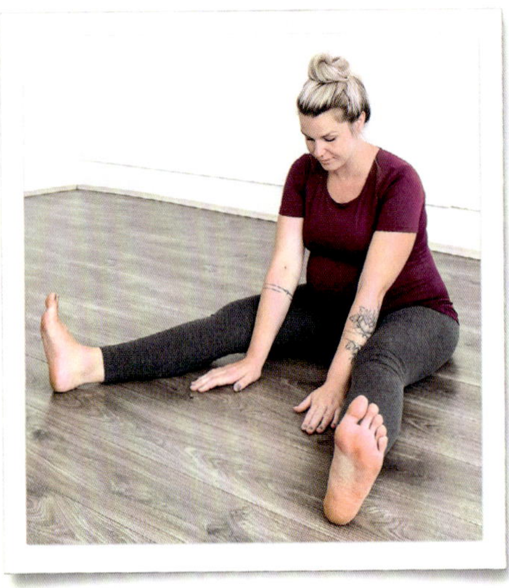

Setze dich hin. Strecke beide Beine aus und nimm sie so weit auseinander, dass der Bauch Platz hat. Lasse sofort wieder die Wurzeln von Beinen und Becken hinabsprießen.

Bringe die Hände an das Becken und kippe ein paar Mal vor und zurück. Kippe das Becken ein letztes Mal nach vorn. Löse die Hände und wandere mit ihnen die Beine entlang. Halte den Rücken und Kopf gerade. Spüre die Dehnung in der Beinrückseite und im unteren Rücken.

Konzentriere dich auf dein Becken und singe ein stimmhaftes »U«. Diese Vibration stimuliert zusätzlich die Beckenpower und schenkt dir mehr Lebensenergie.

Halte, solange es für dich passt, und hebe dann den Oberkörper wieder an.

Entspannung – *Der Erde* ganz nah

Komme in die Stellung des Kindes. Gib die Knie so weit auseinander, dass der Bauch Raum hat. Lege den Kopf auf einem Kissen ab. Nimm die Arme nach hinten zu den Füßen.

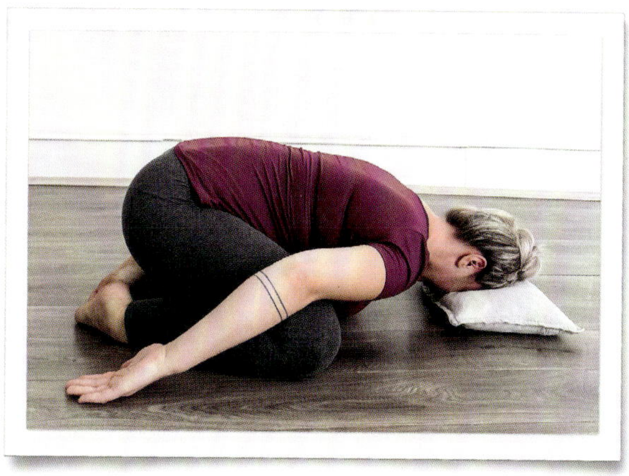

Atme entspannt. Mit der Einatmung tauche noch tiefer ein und spüre dabei die Erde unter dir. Spüre, wie sie dich trägt und hält. Das Feste der Erde gibt dir Sicherheit und Vertrauen. Mit der Ausatmung gib alles an die Erde ab, das du nicht mehr brauchst: Verspannungen, Beschwerden, Sorgen, Zweifel … Sinke dabei immer tiefer in die Erde. Fühle dich angenommen und behütet. Wiederhole ein paar Mal die Affirmation:

Ich habe die Kraft, alles im Leben zu schaffen,
was ich mir vornehme.

Spüre dabei, wie dich die Erde liebevoll annimmt – genauso wie eine Mutter ihr Kind. Genieße das, solange du möchtest.

Yoga-Sequenz: No drama – Gelassenheit pur

In Anbetracht der Tatsache, dass du bald Mama oder Mehrfachmama sein wirst, ist es nur verständlich, wenn du dich manchmal unsicher fühlst. Mich hat bei meinen beiden Schwangerschaften eine Unmenge an Fragen beschäftigt:

- Wie wird die Geburt sein?
- Wie wird die Zeit mit dem Neugeborenen?
- Mache ich alles richtig?
- Bin ich eine gute Mutter?
- Werde ich alles schaffen?
- Wo bleibe ich persönlich bei dem ganzen Mama-Sein?

Das sind nur einige Fragen, die ich in meinem Kopf wieder und wieder durchgegangen bin. Auch die lieb gemeinten (meist nicht angefragten) Ratschläge von anderen bringen meist mehr Verwirrung und Unruhe, anstatt zu helfen.

Was mir in solchen Momenten gutgetan hat, war, kurz innezuhalten, einen Schritt zurückzutreten und tief durchzuatmen. Achtsam ausgeführte Asanas und einfache Meditationen bewirken wahre Wunder.

So wird das Drama im Kopf weniger, und ein Gefühl von Gelassenheit kann sich einstellen.

Online-Übungsvideos

Zu dieser Übungssequenz habe ich dir Online-Videos erstellt. Gib einfach auf der Webseite www.yoga-in-der-schwangerschaft.info im Login-Bereich »Für Leserinnen« das Passwort »yogaliebe« ein und sieh dir die Übungsabläufe an.

Bauchatmung

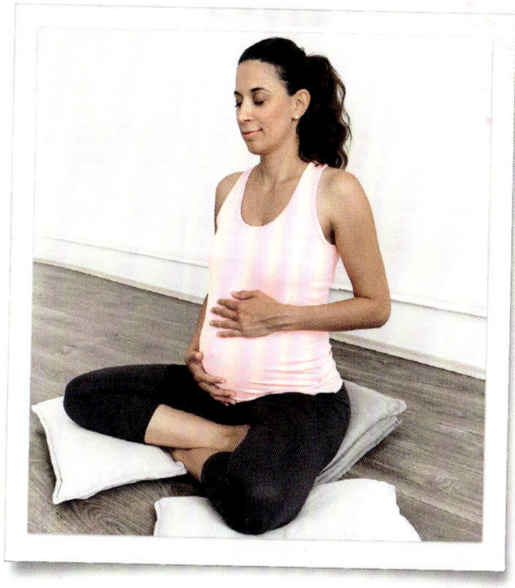

Lege die Hände im Sitzen großflächig auf den Bauch. Spüre den Babybauch unter den Händen und die Präsenz deines Kindes.

Atme achtsam und spüre dabei das Heben und Senken des Bauches. Bei der Einatmung dehnt sich der Bauch aus, und bei der Ausatmung senkt er sich wieder. Spüre die Bewegung des Atems auch in deinem unteren Rücken. Gib deinem Baby mit jedem Atemzug mehr Raum und schenke ihm eine sanfte Massage durch die Bewegung des Zwerchfells. Genieße es, einfach nur zu sitzen und zu atmen. Es ist nichts weiter zu tun: Du musst keine Probleme lösen oder die Erstausstattung planen. Einfach nur sitzen und atmen.

Zähle nun den Atem im Kopf. Bei der Einatmung von 1 auf 4. Bei der Ausatmung rückwärts von 4 auf 1. Lenke den Geist dadurch auf etwas anderes als die möglichen Fragen und To-do-Listen. Mache die Übung so lange, bis du dich etwas entspannter fühlst.

Die Bauchatmung und das Zählen des Atems kannst du auch in der folgenden Asana-Reihe anwenden.

Entspannter *Nacken*

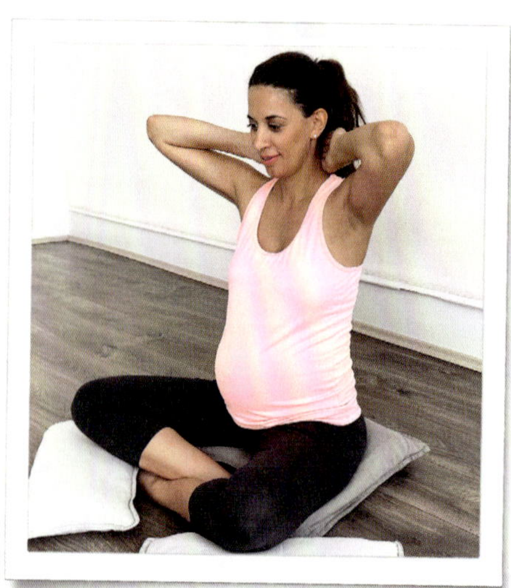

Relaxter Nacken 1

Reibe sitzend die Handflächen fest aneinander, sodass Wärme entsteht. Lege die heilsamen Hände auf eine Stelle am Nacken, die sich fest anfühlt. Genieße die Wärme oder schenke dir eine kleine Nackenmassage.

Meist »sitzt« im Nacken und in den Schultern besonders viel aufgestautes Drama, sodass es sich lohnt, den Fokus für die nächsten Minuten bewusst in diesen Körperbereich zu lenken.

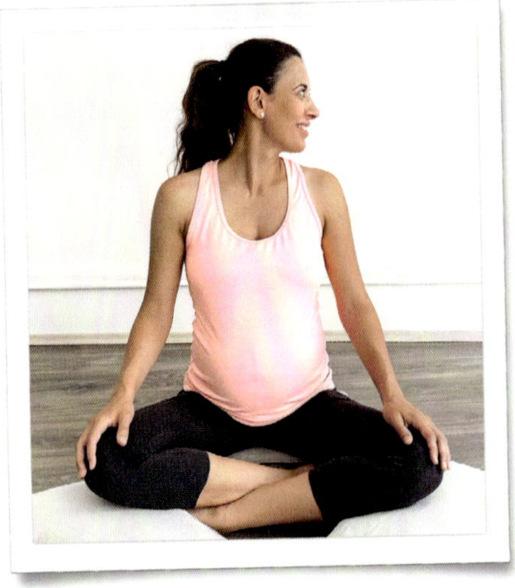

Relaxter Nacken 2

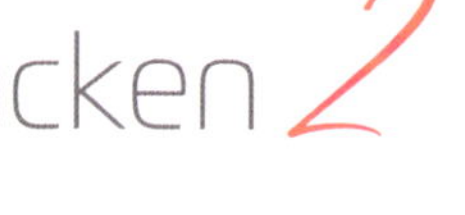

Richte den Nacken lang aus. Positioniere dafür den Kopf so, dass das Kinn parallel zum Boden ausgerichtet ist, und schenke der Halswirbelsäule mit den nächsten Atemzügen mehr Länge. Der Scheitel möchte weiter Richtung Himmel wachsen.

Drehe den Kopf, so ausgerichtet, in absoluter Zeitlupe nach links. Wenn du in deinem Maximum angekommen bist, halte inne und atme so langsam wie möglich. Zähle gern den Atem wie in der Übung davor. Drehe dann den Kopf in Zeitlupe nach rechts, halte inne und atme. Wiederhole die Übung einige Male.

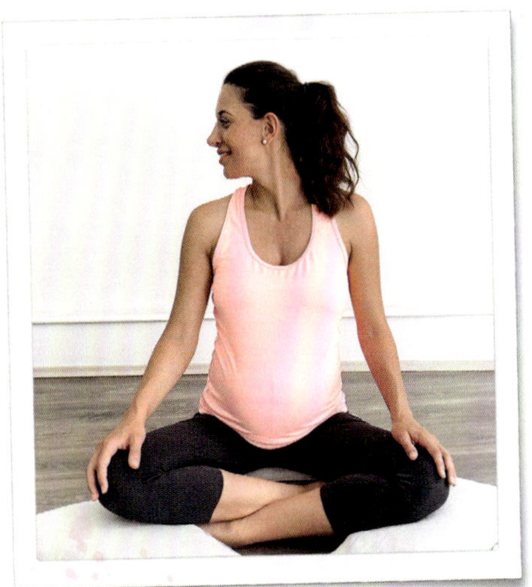

Relaxter Nacken 3

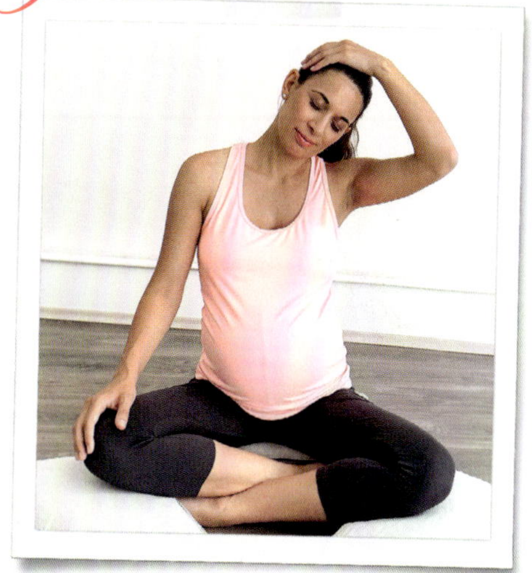

Richte die Halswirbelsäule erneut lang und entspannt aus. Manchmal steht das Kinn etwas nach vorn. Hier hilft es, mit einer Hand dem Kinn sanft die Richtung nach hinten zu zeigen.

Lasse das linke Ohr in Richtung linker Schulter sinken. Die Schulter bleibt dabei entspannt und hebt sich nicht an. Lege die Hand als Unterstützung auf dem Kopf ab (ohne am Kopf zu ziehen). Spüre die Dehnung in der rechten Nackenseite. Atme sehr langsam und zähle den Atem im Kopf. Beim Einatmen von 1 auf 4. Beim Ausatmen rückwärts von 4 auf 1. Spüre, wie sich der Nacken mehr und mehr entspannt. Wechsle nach mehreren Atemzügen auf die andere Seite.

Strecke dich, *Baby*

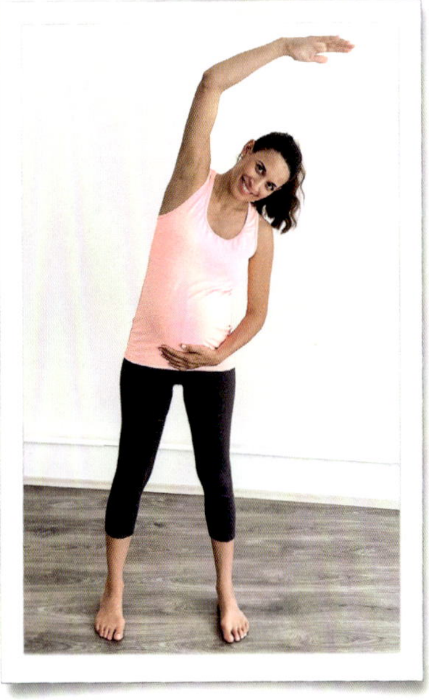

Stelle dich hüftbreit auf die Matte. Spüre die Erde unter dir und richte den gesamten Körper auf. Hole dein Baby näher zum Herzen. Lasse den linken Arm sanft nach unten ziehen und hebe den rechten Arm nach oben an. Beuge den Oberkörper nach links und spüre dabei, wie weit du dich heute zur Seite neigen möchtest. Halte an und nimm die Weite in der rechten Seite wahr. Verwurzele insbesondere den rechten Fuß und atme in die komplette rechte Seite. Zähle den Atem wieder.

Halte im Anschluss kurz inne und mache das Ganze auf der anderen Seite.

Das enge Gefühl im Körper und damit das Drama kann gehen, wenn du dir und deinem Schatz mehr Platz schenkst.

Super-*Mom*-Mudra

Mache mit beiden Händen ein Peace-Zeichen. Verbinde die beiden Peace-Zeichen und drehe die Hände nach unten. Von oben bilden deine Finger jetzt ein »M«. Halte das Super-Mom-Mudra ungefähr auf Höhe des Bauchnabels oder etwas unterhalb.

Wiederhole laut oder leise die folgenden Affirmationen:

Ich bin geduldig.
Ich weiß, was zu tun ist.
Ich bin voller Liebe.
Ich bin mutig.
Ich bin stark.
Ich bin wunderschön.
Ich bin eine absolute Super-Mom.

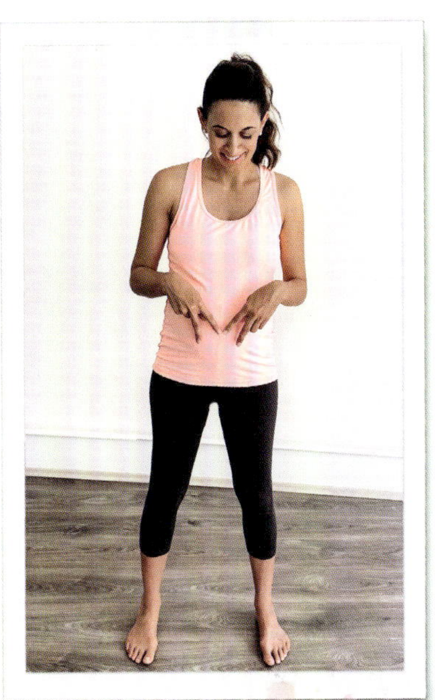

Mit jedem Satz tauche noch mehr in die Kraft des Super-M ein. Lasse dir gesagt sein: Du rockst das Ding!

Rekelnde *Mama*

Setze die Hände im Vierfüßlerstand weiter nach vorn. Senke von hier den Brustkorb und die Stirn auf die Matte ab (unterstütze dich mit Kissen, falls nötig). Achte darauf, die Beine so weit auseinanderzunehmen, dass der Bauch entspannt ist. Diese Asana schenkt der Wirbelsäule mehr Beweglichkeit. Spüre zusätzlich, wie sich dein Herz öffnet! Zähle den Atem für einen fokussierten Geist ohne Drama.

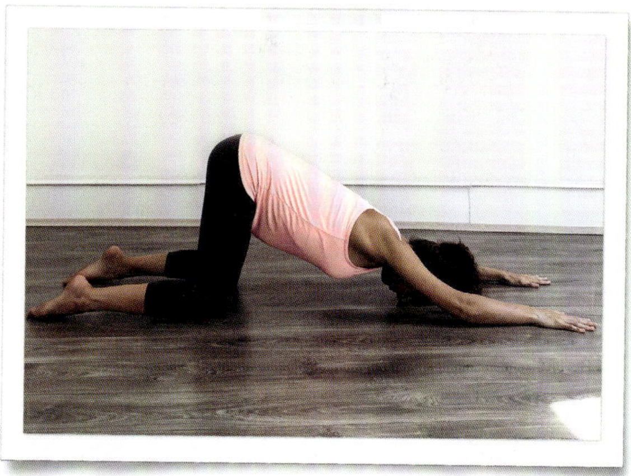

Um wieder herauszukommen, wandere mit den Händen zum Körper und richte dich auf.

Relaxte Schultern

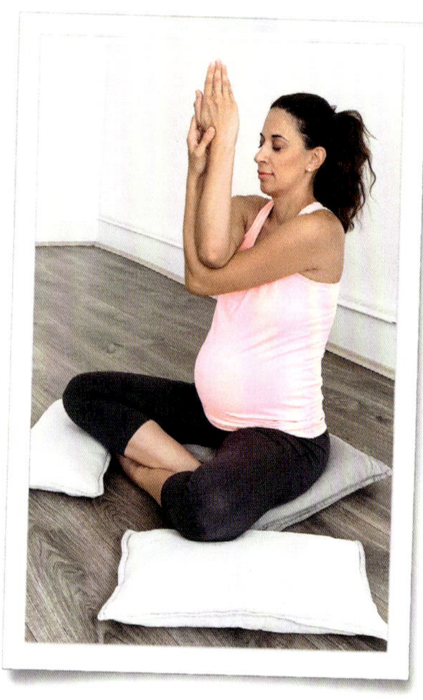

Strecke die Arme auf Schulterhöhe nach vorn aus. Kreuze den linken Arm unter den rechten und winkle die Unterarme nach oben an. Lege die Handrücken oder die Handflächen aufeinander. Bewege die Ellenbogen leicht vom Gesicht weg und hebe sie sanft an. Genieße die Dehnung. Atme großzügig und wiederhole folgendes Mantra:

Ich bin eine gute Mama.

Ich begegne turbulenten Situationen mit Gelassenheit.

Wechsle die Seite.

Spüre abschließend in den kompletten Nacken- und Schulterbereich:

- Wie fühlt er sich an?
- Konntest du etwas von deinem Kopfdrama loslassen?

Leinwand *deines Lebens*

Wie möchtest du gerade sein – im Liegen, Sitzen oder Stehen? Spüre in dich hinein und wähle eine Position deiner Wahl. Finde mithilfe des Atems in die Ruhe.

Wenn du so weit bist, stelle dir vor dem inneren Auge eine weiße Leinwand vor. Während der Visualisierung wirst du die Leinwand nun mit Leben füllen.

Als Orientierungshilfe dienen dir die folgenden Fragen:

- Wie sieht das Leben mit Baby aus?
- Wie wird dein Familienleben sein?
- Was tut dir als Mama so richtig gut?
- Wie zeigst du deinem Kind, dass du es liebst?
- Wie erlebst du die Welt durch die Augen deines Kindes?
- Was ist der schönste Moment mit deinem Kind an einem ganz normalen Tag?
- Wie sieht der perfekte Tag mit deiner ganzen Familie aus?

Male dir dein Leben in den schönsten und buntesten Farben aus. Halte nichts zurück. Befülle die Leinwand mit allem, was dir guttut. Egal ob es realistisch ist oder nicht.

Wenn du eine Weile gemalt hast, tritt einen Schritt zurück und betrachte deine Leinwand. Speichere sie tief in deinem Herzen!

Entspannungsreise *in die Sonne*

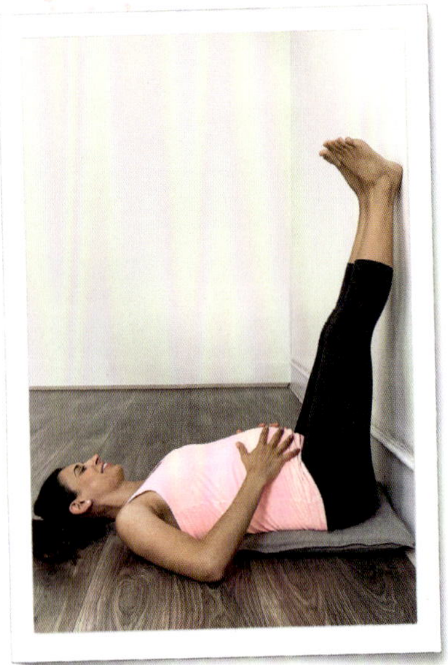

Rutsche mit dem Po so nahe wie möglich an eine Wand und lege dich über die Seite in die Rückenlage ab. Lehne die Beine an die Wand an. Je größer der Bauch ist, desto kniffeliger ist es wahrscheinlich, dich einzurichten (siehe Seite 93).

Lasse dir Zeit dabei. Es lohnt sich. Umarme dich selbst und spüre, wie unglaublich beruhigend so eine Selbstumarmung sein kann.

Schließe genüsslich die Augen und entspanne dich und dein Baby mit jedem Atemzug.

Löse dich so langsam von deinem Alltag.

Diese Zeit der Entspannung gehört dir und deinem Baby allein.

Begib dich nun auf eine Wahrnehmungsreise durch den Körper und knipse deine innere Sonne an.

Beginne bei den Füßen und spüre, wie sie breit und schwer an der Wand liegen. Stelle dir vor, wie beide Füße angenehm warm sind und sich mit deiner Sonnenwärme noch tiefer entspannen. Wenn du das Bedürfnis hast, tiefer auszuatmen oder zu seufzen, los geht's!

Wandere mit der Aufmerksamkeit weiter und spüre in beide Beine. Nimm die Unter- und Oberschenkel wahr, wie sie breit und schwer an der Wand liegen. Beide Beine sind wunderbar warm und schmiegen sich entspannt an die Wand.

Spüre jetzt in das Becken. Fühle, wie es breit und schwer auf der Matte liegt. Deine innere Sonne erwärmt dein Becken und hilft ihm, sich noch tiefer zu entspannen.

Reise so weiter in die verschiedenen Körperteile und erwärme nacheinander

- den Bauch und den Brustkorb.
- den Rücken und die Schultern.
- die Hände und die Arme.
- die Kopfhaut und die Gesichtsmuskeln.

Spüre wie dein ganzer Körper angenehm warm und gelöst auf der Matte liegt.

Zum Abschluss darf nun dein Baby im warmen Sonnenlicht entspannen. Diese kleine Reise in die Wärme hilft deinem Baby, sich rundum wohl und gelassen zu fühlen.

Genieße die Sonne und Wärme, solange du möchtest!

Drittes Trimester: Falls es dir unbequem ist, lange auf dem Rücken zu liegen, komme zum Beispiel in Seitenlage oder in die Stellung des Kindes (siehe Seite 143).

Lasse das Verhalten anderer
nicht deinen inneren Frieden stören.

Dalai Lama

Yoga-Sequenz: Energievolle Mama

Kennst du das auch? Eine Couch muss her, und zwar gaaaanz schnell. Eine bleierne Müdigkeit erfasst dich und kann gerade am Anfang der Schwangerschaft die Lebensenergie ordentlich drosseln. Kein Wunder, wenn du bedenkst, was bei dir gerade alles los ist. Der Körper hat begonnen, neues Leben in dir zu erschaffen, stellt sich auf den neuen Hormonhaushalt ein, und, und, und. Ein richtiges Mammutprojekt hatte seinen Kick-off.

Da schadet es nicht, Körper und Geist zu erfrischen und die Lebensgeister zu wecken. Das funktioniert wunderbar mit Übungen zur Mobilisierung der Wirbelsäule (hier fließt laut der energetischen Anatomie des Yoga die geballte Power). In dieser Yoga-Reihe bewegst du die Wirbelsäule in ihre sechs Richtungen, löst damit kleinere Energieblockaden und findest zu neuer Kraft. Ganz nebenbei sind viele der Asanas gut geeignet, um dem Rücken etwas Erleichterung zu schenken. Du kannst entweder die ganze Yoga-Sequenz am Stück machen oder dir einzelne Übungen aussuchen.

Also, Matte ausrollen und los!

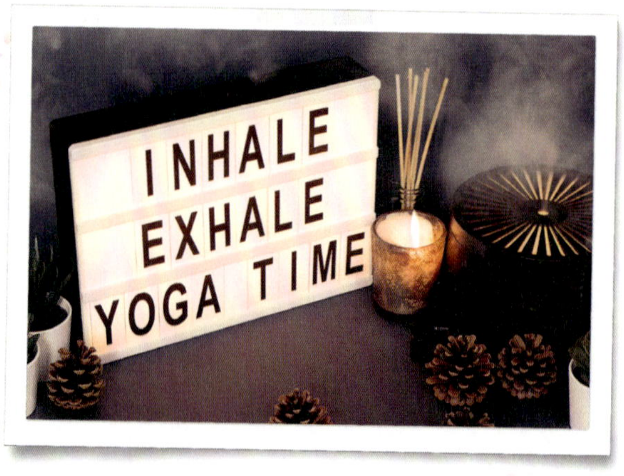

Energievolle Mama – Pranayama

Bei dieser Atemübung legst du den Fokus auf die Einatmung. Einatmungen versorgen die müde Mama mit neuem Sauerstoff und wirken belebend. Mit jedem Atemzug kannst du quasi spüren, wie sich die Müdigkeit langsam verabschiedet.

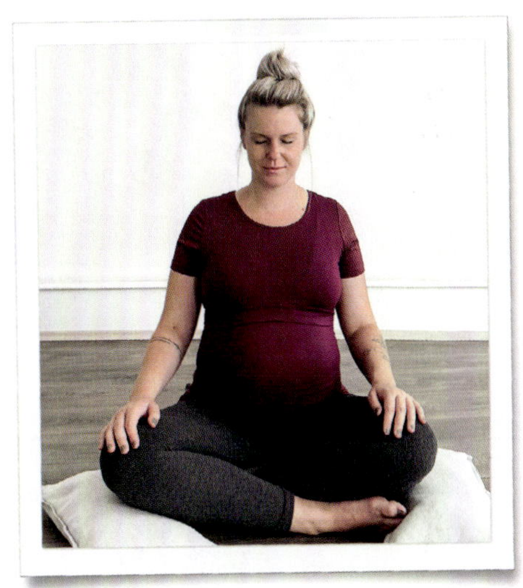

Nimm einen kreuzbeinigen Sitz ein, idealerweise mit freier Wirbelsäule (ohne Wand im Rücken). Damit die Lebenskraft optimal fließt: Verankere dich mit dem Boden und richte die Wirbelsäule großzügig auf.

Lenke den Fokus auf die Atmung und beobachte, wie es ihr geht.

Konzentriere dich dann zuerst auf die Ausatmung und vertiefe sie. Reinige so die Lunge und bereite sie für die tiefen Einatmungen vor.

Lasse nun langsam die Ausatmung in den Hintergrund treten und fokussiere dich auf die Einatmung. Spüre, wie frische Atemluft durch die Nasenlöcher einströmt. Spüre, wie sie sich ihren Weg über die Nasenflügel sucht, weiter über die Kehle fließt und sich im Körper ausbreitet. Dein ganzer Oberkörper weitet sich mit dieser Einatmung.

Genieße die belebende Wirkung des Sauerstoffs. Genieße, wie er zu allen Organen fließt und auch dein Baby mit viel Kraft zum Wachsen versorgt. Spüre Atemzug für Atemzug, wie du die Müdigkeit abschüttelst!

Sufi-Meisterin

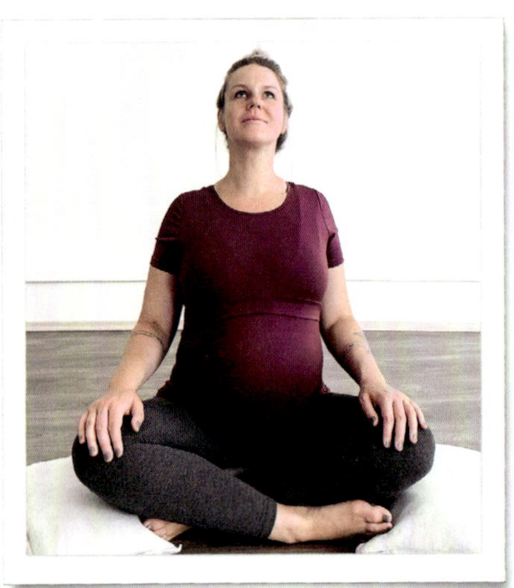

Erde das Becken und greife mit den Händen entspannt die Knie. Rolle einatmend mit dem Gewicht vor die Sitzknochen. Der untere Rücken und der Bauch werden lang. Hebe das Herz und den Blick an. Die Schultern bleiben entspannt.

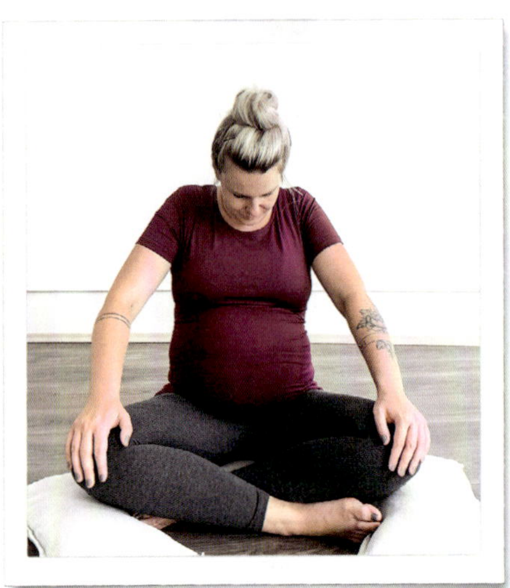

Rolle ausatmend mit dem Gewicht hinter die Sitzknochen, mache dich so rund wie möglich und rolle das Kinn ein. Werde nun dynamisch und finde deinen Rhythmus. Tiefe Atemzüge begleiten die Asana.

Lege den Fokus auf die komplette Wirbelsäule. Wie fühlt sich die Bewegung an? Kommt die Bewegung irgendwo zum Stocken? Falls ja, verweile und atme großzügig.

Erwecke so behutsam deine Lebensachse und spüre sofort einen belebenden Effekt.

Twist *and* refresh

Komme in einen Fersensitz oder kreuzbeinigen Sitz.

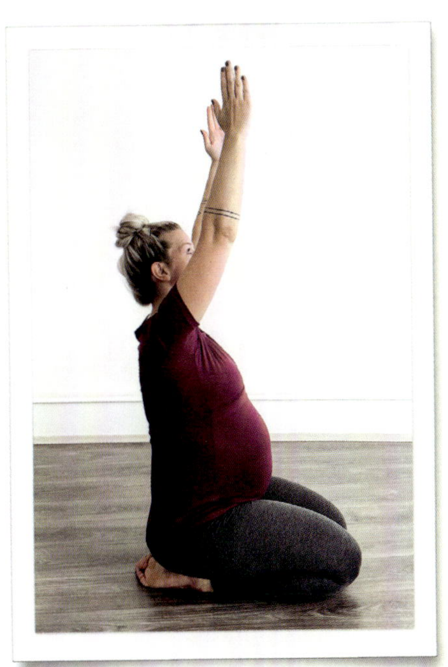

Bei der nächsten Einatmung hebe die Arme und ziehe die komplette Wirbelsäule in die Länge. Schenke dem Rücken und insbesondere der fließenden Energie in dir viel Raum. Drehe dich bei der nächsten Ausatmung zu einer Seite. Nimm die Arme mit. Wiederhole diese Bewegung. Einatmen, zurück zur Mitte, lang ausstrecken. Ausatmen und zur anderen Seite drehen.

Mit jedem neuen Atemzug wirst du beweglicher und bringst deine Mama-Energie zum Fließen. Ganz mühelos kannst du langsam deinen Bewegungsradius erweitern. Die Energie fließt ungehindert im Körper.

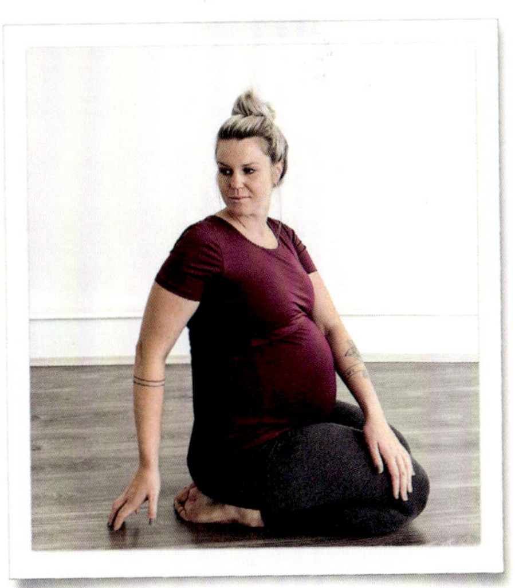

Führe die Bewegung einige Runden durch. Anschließend halte auf jeder Seite für ein paar Atemzüge in der Drehung.

Beende die Übung und entspanne dich in die Stille hinein. Spüre der belebten Kraft in dir nach.

Heldinnen-Tanz

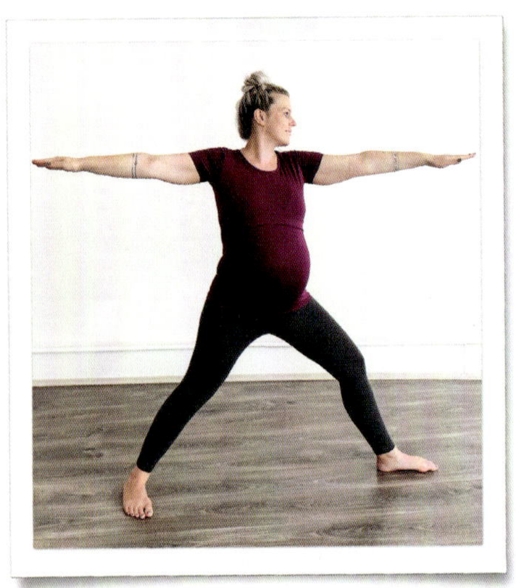

Stelle dich an den Anfang der Matte und bringe den rechten Fuß weit nach hinten, richte ihn parallel zur kurzen Mattenseite aus. Öffne dadurch sanft dein Becken. Strecke liebevoll die Taille lang und breite die Arme auf Schulterhöhe aus. Entspanne die Schultern und blicke über den vorderen Mittelfinger in eine freudige Zukunft mit deinem Baby. Atme frischen Sauerstoff ein und spüre deine innere Stärke.

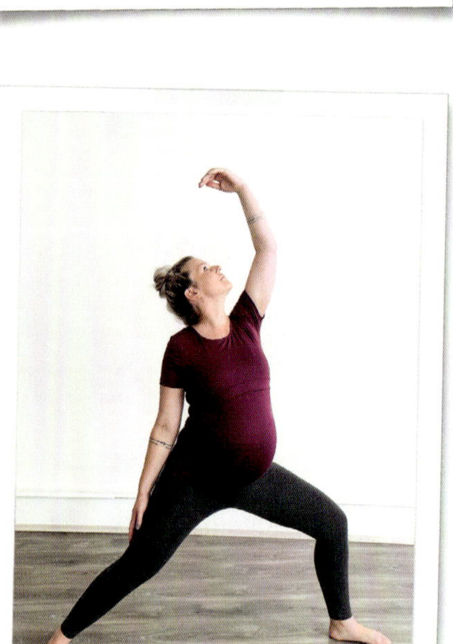

Drehe nun die Handflächen nach oben, lege die rechte Hand auf dem hinteren Oberschenkel ab und neige dich nach hinten. Erfahre eine Dehnung in der linken Körperseite. Atme tief! Finde Weite und neuen Raum.

Werde dann dynamisch und spiele mit den beiden Asanas. Bewege dich im Atemfluss.

Nach einigen Runden übe die andere Seite, sodass der linke Fuß hinten steht.

Tiefe Atemzüge vertreiben die Müdigkeit und Schwere im Körper.

Wirbelsäulen-Groove

Lege schöne Musik auf und stelle dich hin. Die Arme hängen locker. Bewege dich zur Musik. Die Arme und der Oberkörper swingen mit. Drehe dich mit dem Oberkörper weiter zu den Seiten und schwinge die Arme abwechselnd von hinten nach vorn. Kleinere Blockaden können sich dadurch lösen, und die Energie wird wieder besser fließen. Nach einer Weile ändere die Richtung – drehe mit dem Oberkörper weiterhin und bewege die Arme nun abwechselnd von vorn nach hinten.

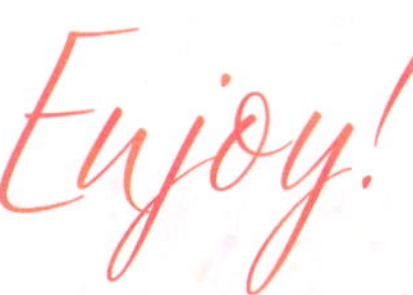

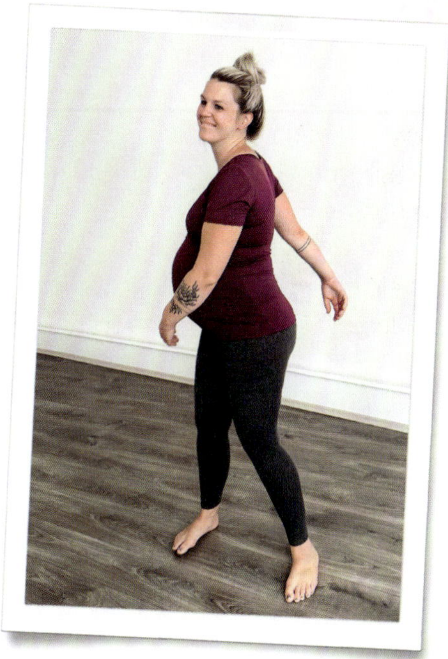

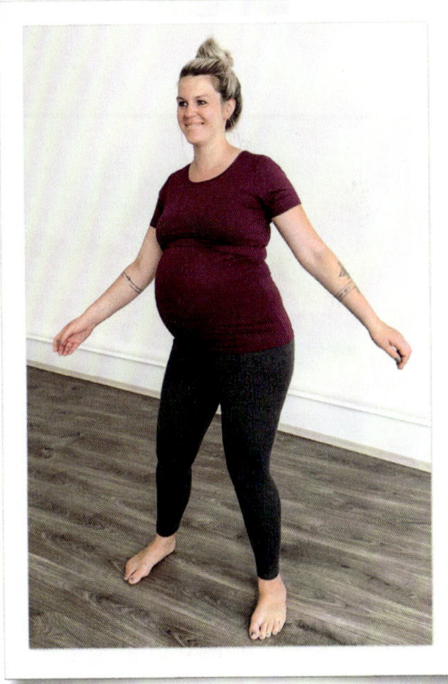

Grätsche – *Verneige dich* vor der Schöpfungskraft

Stelle die Beine weit auseinander und richte dich achtsam auf. Vielleicht fühlt sich deine Wirbelsäule schon angenehm gelöst an, und du hast mehr Power als noch zu Beginn der Sequenz.

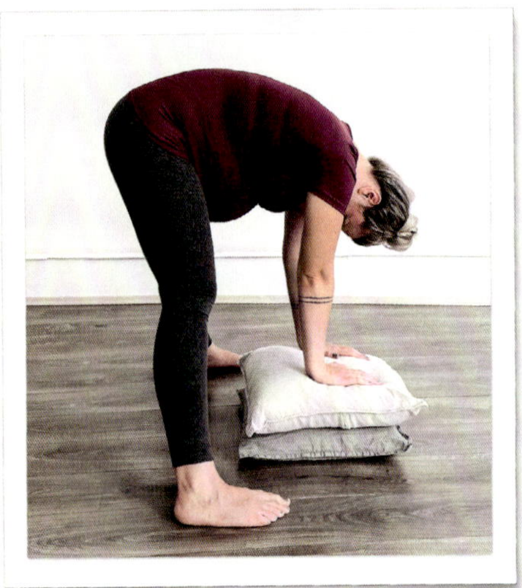

Beuge den Oberkörper aus der Hüfte heraus und gehe langsam nach unten. Halte dabei den Rücken lang und stütze dich mit den Händen auf den Oberschenkeln ab. Wenn du in deiner Dehnung angekommen bist, suche dir einen angenehmen Platz für die Hände – ein Block oder ein Kissen bietet sich an, wenn die Hände nicht den Boden berühren.

Spüre die Dehnung in der Oberschenkelinnenseite und atme großzügig.

Wenn du so weit bist, winkle die Knie leicht an, stütze dich mit den Händen auf den Oberschenkeln ab und hebe den Oberkörper wieder an. Lasse dir Zeit.

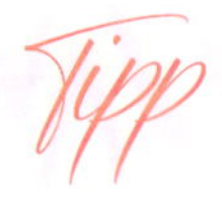

Erstes Trimester: Wenn du gerade von Übelkeit oder Schwindel geplagt bist, verzichte lieber auf alle Kopfüber-Haltungen. Versuche stattdessen die Grätsche im Sitzen.

Waches *Herz*

Richte dich im Sitzen ein: gut geerdeter Po, lange Wirbelsäule, entspannte Arme und Beine sowie eine Kopfkrone, die sich in Richtung Himmel hebt. Kreise die Schultern ein paar Mal von vorn nach hinten (nach oben zu den Ohren, nach hinten, nach unten, nach vorn). Bei deinem letzten Kreis komme mit den Schultern nach hinten unten und entspanne sie.

Bewege die Arme nach hinten und verschränke die Finger ineinander. Die Handflächen liegen aufeinander. Führe die Arme sanft nach oben, bis du eine angenehme Dehnung spürst. Fühle, wie sich der Brustkorb dadurch weitet und sich dein Herz öffnet.

Atme tiefer durch: Lege den Fokus auf die Einatmung und hole dir mit jedem Atemzug mehr Weite in dein Herz. Lasse alle Gedanken an die Zukunft los – genieße den Augenblick. Spürst du, wie die Liebe zu deinem Kind mit jedem Atemzug fließt?

Löse die Finger nach einiger Zeit und entspanne die Arme.

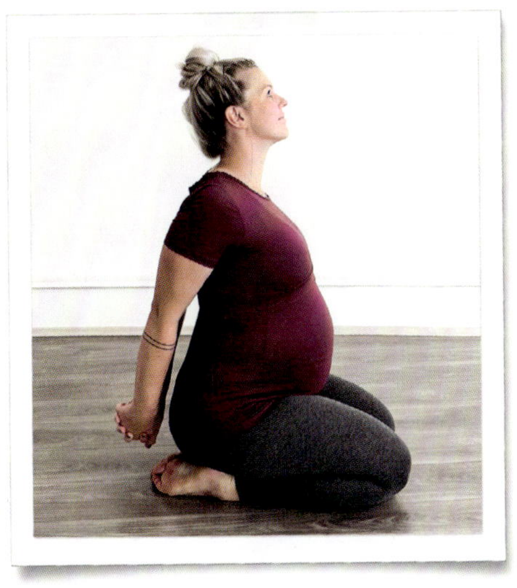

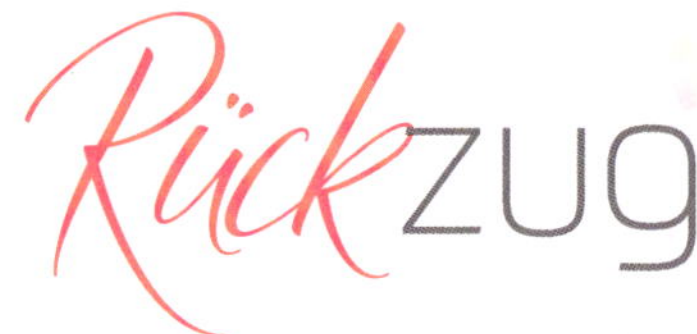

Komme in einen kreuzbeinigen Sitz. Lege die Hände auf die Oberschenkel und kipple mit dem Becken vor und zurück. Bringe Raum in die Wirbelsäule, schiebe dabei die Sitzknochen nach hinten raus und beuge dich aus der Hüfte nach vorn.

Spüre die Dehnung in der Po-Außenseite. Konzentriere dich auf den Atem und drücke den Pausenknopf. Lade deine müden Mama-Batterien auf.

Nach einigen Atemzügen mache die Asana auf der anderen Seite, indem du die Beine andersherum kreuzt.

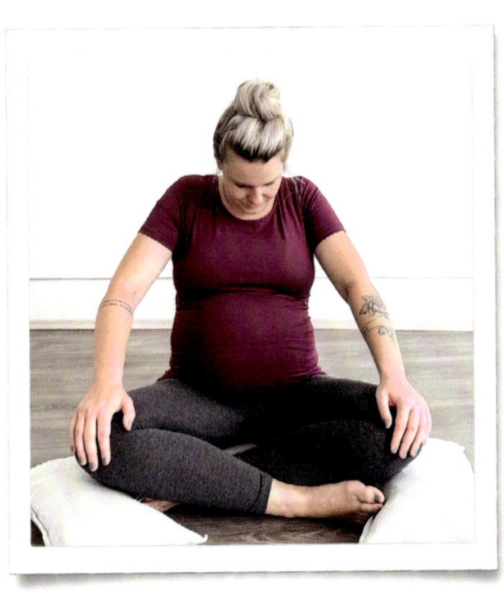

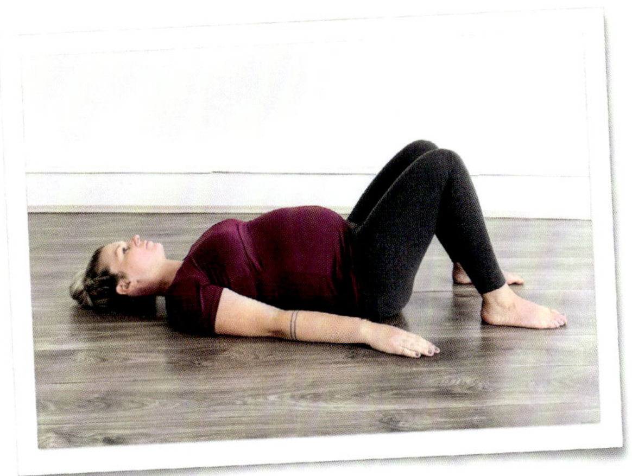

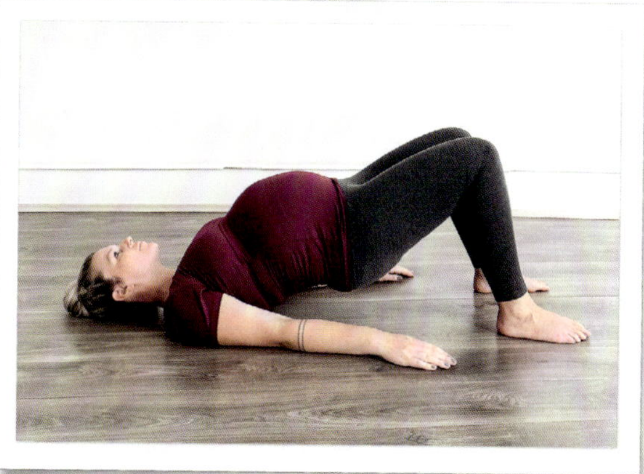

Brücke *ins Leben*

Lege dich über die Seite in Rückenlage ab. Stelle die Füße hüftbreit auf und spüre die Erde unter den Füßen. Lege die Arme neben dem Oberkörper ab und schiebe die Füße mit der nächsten Einatmung in den Boden. Hebe kontrolliert das Becken an und verlagere mehr Gewicht auf die Schultern. Mit der Ausatmung komme langsam nach unten.

Werde dynamisch und versuche, die Bewegung so langsam wie möglich durchzuführen. Spüre jeden einzelnen Wirbel, wie er sich von der Matte löst und ablegt. Genieße dabei eine sanfte Massage der Wirbelsäule. Beginne und beende die Übung immer mit dem Becken.

Meditation für energievolle Mamas

Achtung: Diese Meditation schenkt dir sofort mehr Energie!

Ich weiß, du bist müde, und es wird dir manchmal alles zu viel. Das ist ganz normal und wird dir auch in der Zeit mit dem Baby oder im späteren Familienleben manchmal so ergehen. Meine Lieblingsmeditation für solche Momente kommt aus der Chakra-Lehre. Die Chakren bzw. Energiekreise sind Zentren im Körper, in denen sich besonders viele Nervenansammlungen befinden. Sie sind wahre Power-Stationen. Auf die genauen Namen und Verortungen im Körper möchte ich an dieser Stelle nicht eingehen. Versuche, dich darauf einzulassen, und schaue, was passiert. Bleibe einfach konzentriert bei der Sache und führe achtsam den Atem.

Setze dich bequem hin. Der Atem fließt ganz natürlich.

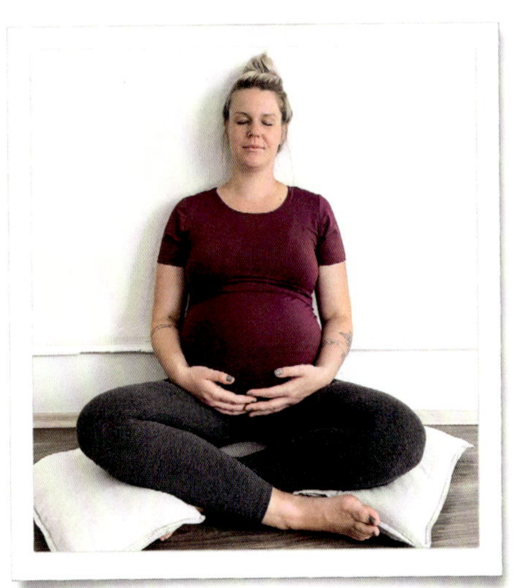

Atme in das Becken ein und schicke den Atem und die Wahrnehmung bei der Ausatmung auf eine Reise die Wirbelsäule entlang nach oben. Schließe bei der nächsten Einatmung den Kreis und atme vom Kopf in Richtung Becken über die ganze Körpervorderseite. Bei der nächsten Ausatmung schicke den Atem und die Wahrnehmung auf der Körperrückseite wieder nach oben – du kannst dir dabei auch Wärme oder Licht vorstellen –, bei der Einatmung wieder über die Vorderseite von oben nach unten.

Mit der Zeit entsteht ein Kreislauf, bei dem du mit deiner Aufmerksamkeit, deinem Atem, mit Wärme oder Licht alle Chakren berührst.

Steure so die Energiezentren im Körper an und spüre neue Lebenskraft.

Meditation bringt uns in Berührung
mit dem, was die Welt
im Innersten zusammenhält.

Johann Wolfgang von Goethe

Yoga-Sequenz: Ganesha-Power

Ganesha ist ein richtig toller Typ. Er ist mein absoluter Liebling, und seine Symbolik ist einzigartig. Ganesha, der elefantenköpfige Gott, gilt als Wegbereiter und räumt mit seiner Heldenkraft Hindernisse aus dem Weg. Er schaut, dass du auf deiner persönlichen Reise gut vorankommst, und ist an deiner Seite. Der ideale Wegbegleiter während der Schwangerschaft und Geburt.

Aber nur Steine aus dem Weg zu räumen ist für ihn nicht genug. Ab und zu legt er dir auch mal ein Hindernis vor die Füße. Das macht er nicht, um dich zu ärgern. Ganz im Gegenteil. Er möchte, dass du an der Herausforderung wächst und dich weiterentwickelst, auch wenn das mal nicht so angenehm ist.

Hole dir also mit der Yoga-Sequenz die volle Ladung Ganesha – für Begleitung und inneres Wachstum!

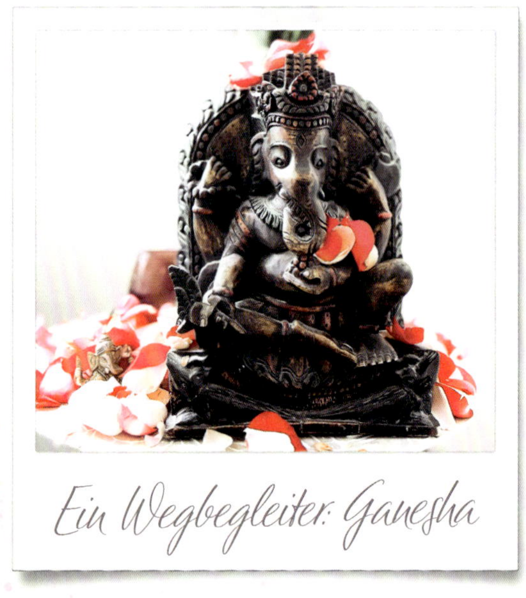

Ein Wegbegleiter: Ganesha

Ganesha-Atem

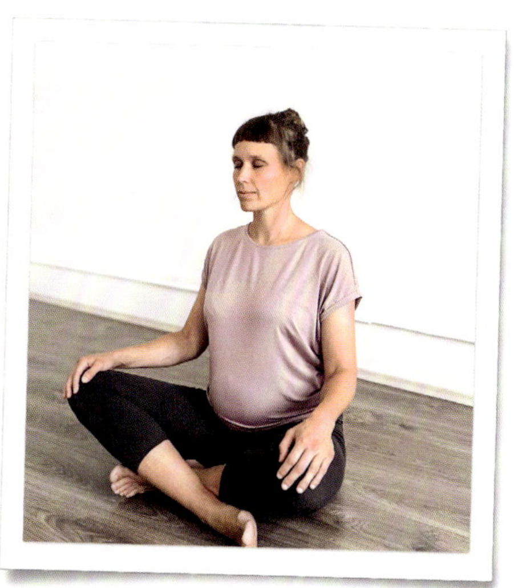

Bringe im Sitzen den Fokus auf den Atem. Atme dreimal bewusst ein und aus und lasse den vierten Atemzug ganz besonders tief und intensiv werden. Wiederhole die Ganesha-Atmung ein paar Mal.

Ganesha-Mudra-Power

Verhake die Finger vor dem Herzen. Eine Handfläche zeigt nach vorn, die andere zum Herzen. Bringe zusätzlich leichten Zug auf die Ellenbogen.

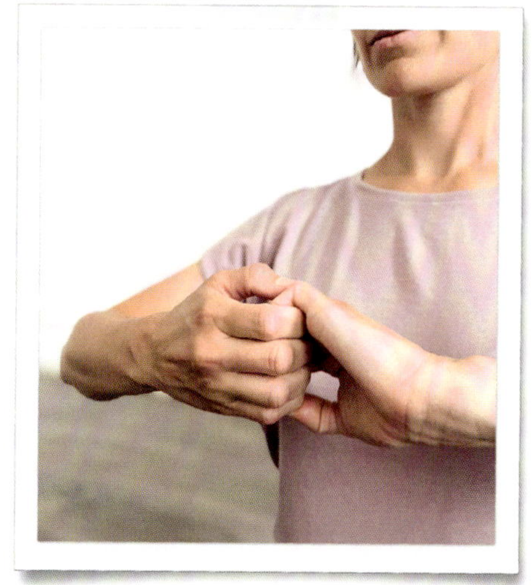

Atme ruhig ein und aus und spüre die Kraft der Fingergeste. Sie stärkt deinen Mut, deine Durchsetzungskraft und gibt dir Energie für den Weg, der vor dir liegt.

Wechsle die Seiten nach einigen bewussten Atemrunden.

Squat

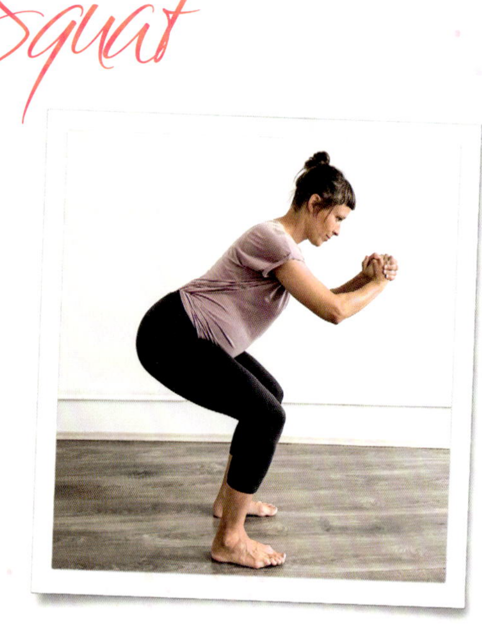

Stelle dich hüftbreit, erde die Füße und hebe die Fußgewölbe leicht an. Baue dadurch Körperspannung auf und aktiviere den Beckenboden. Bewege den Po nach hinten, unten. Gehe so weit, wie es für dich angenehm ist. Maximal, bis die Beine parallel zum Boden stehen. Dann wieder nach oben. Bleibe dynamisch. Deine Oberschenkel dürfen warm werden und arbeiten.

Nach einiger Zeit kannst du im Squat anhalten und langsam weiteratmen. Uh … Spüre die Kraft in den Beinen. Beende die Asana und lockere den Körper.

Die Asana bereitet dich wunderbar auf die öffnenden Geburtspositionen vor, die ein gewisses Maß an Beinkraft brauchen.

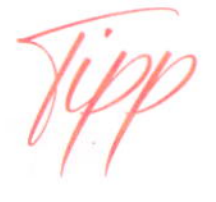

Achtung im dritten Trimester: Solltest du eine verfrühte Gebärmutterhalsverkürzung oder andere Frühgeburtsanzeichen haben, verzichte auf den Squat.

Ganeshas *Heldin*

Stelle dich stabil hin und mache dich groß. Setze den rechten Fuß nach hinten, die hintere Ferse ist angehoben. Du kannst die Beine für mehr Gleichgewicht etwas breiter stellen. Die Hüfte zeigt zur kurzen Seite der Matte, das Becken ist aufgerichtet und dein Baby ganz nah bei dir. Spüre eine Extraportion Länge im Oberkörper.

Verhake die Finger zu Ganesha-Mudra und bringe sie vor das Herz.

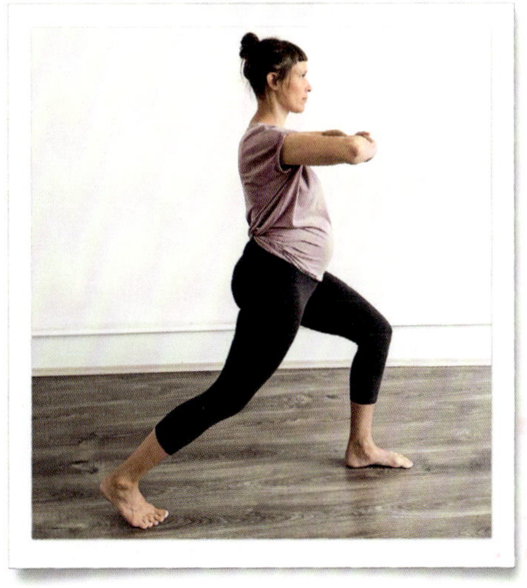

Spüre die Kraft Ganeshas an deiner Seite.

- ☆ Gibt es aktuell ein Hindernis auf deinem Weg?
- ☆ Was blockiert dich?

Visualisiere, wie Ganesha den Weg freiräumt und du mühelos weitergehen kannst. Wechsle dann die Beine und die Finger.

Babybauch-Kobra

Beginne die Asana im Vierfüßlerstand. Setze die Hände etwas weiter nach vorn und lasse genüsslich das Becken sinken. Hebe sanft dein Herz und bringe Länge in den Bauch- und Brustraum. Komme so in eine Öffnung der ganzen Vorderseite. Entspanne die Schultern, den Nacken und den Kiefer.

Folge den Impulsen deines Körpers: Wiege dich sanft hin und her oder bleibe in Ruhe. Relaxe in der Kindstellung:

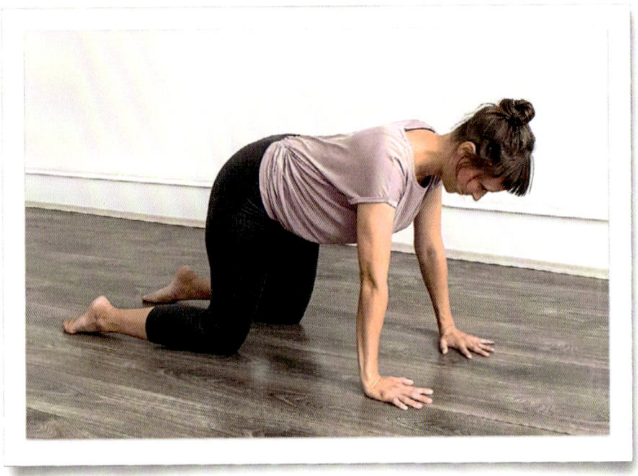

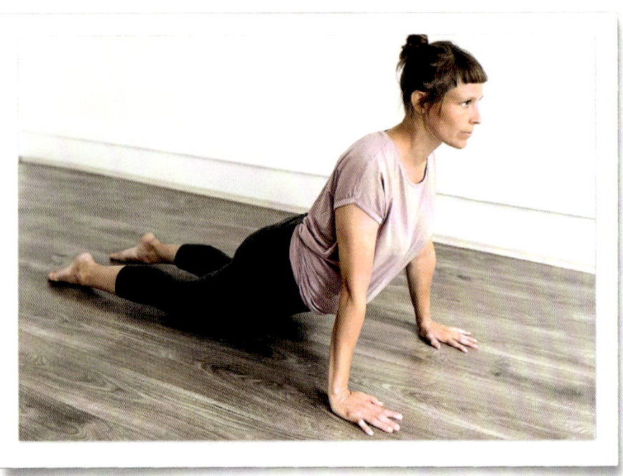

Entspanntes Kind

Knie dich auf die Matte. Damit der Bauch genügend Raum hat, öffne die Beine so weit, wie es für dich angenehm ist. Beuge dich mit dem Oberkörper nach unten und lege die Stirn auf einem Kissen oder der Matte ab. Die Hände sind neben den Füßen. Ziehe dich völlig zurück. Werde still und spüre zu deinem Baby.

Wenn du wieder bereit für die Welt bist, setze die Hände unter die Schultern und hebe den Oberkörper an.

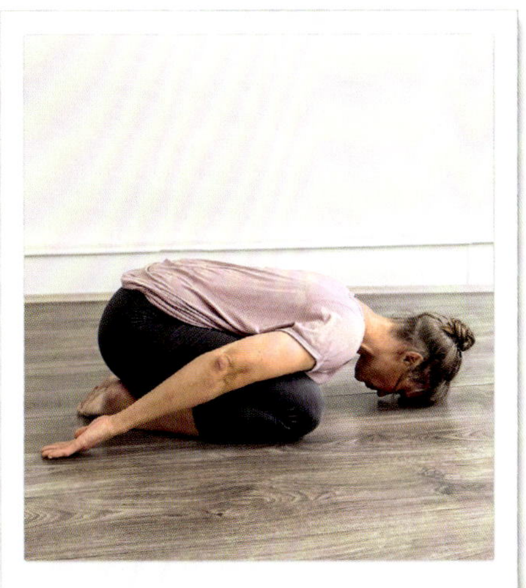

Glückliches Kind

Lege dich über die Seite in Rückenlage ab. Hole langsam die Knie an den Körper und greife mit den Händen die Außenkanten der Füße. Öffne die Knie so, dass du die Beine rechts und links vom Körper nach unten entspannen kannst. Die Ellenbogen sind leicht angewinkelt. Der ganze Rücken liegt schwer auf der Matte. Für mehr Dehnung beschwere mit den Händen die Füße sanft nach unten hin. Beende die Asana achtsam.

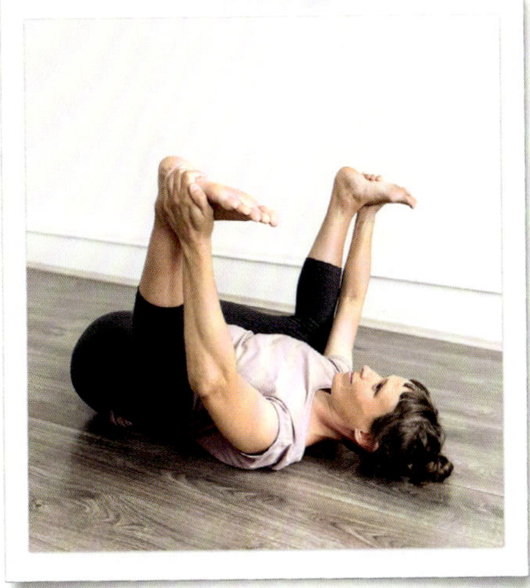

Liegender Schmetterling

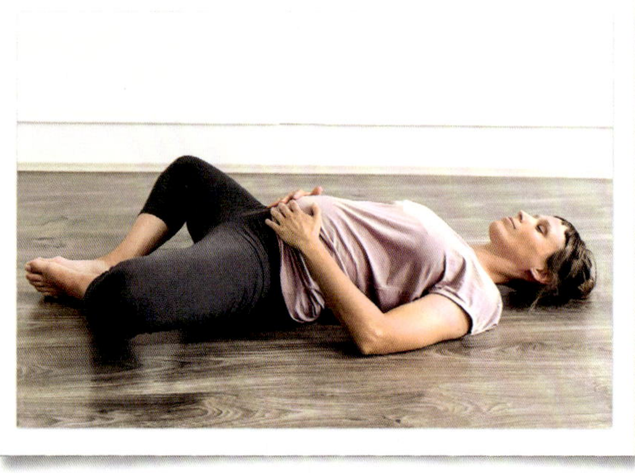

Bringe im Liegen die Fußsohlen aneinander. Die Füße können weiter vom Körper weg sein für mehr Entspannung oder ganz nah am Körper für mehr Öffnung. Entscheide dich für eine Variante. Lasse dich schwer in die Matte einsinken – gib die Anstrengung im Oberkörper und in den Beinen an den Boden ab.

Lege die Hände sanft auf den Bauch. Wie geht es deinem Baby? Fühlt es sich liebevoll auf seinem Weg begleitet? Braucht es noch etwas, damit sein Weg freier wird?

Verweile. Unterstütze zum Beenden die Knie beim Zusammenbringen.

Goldener Schutzkreis

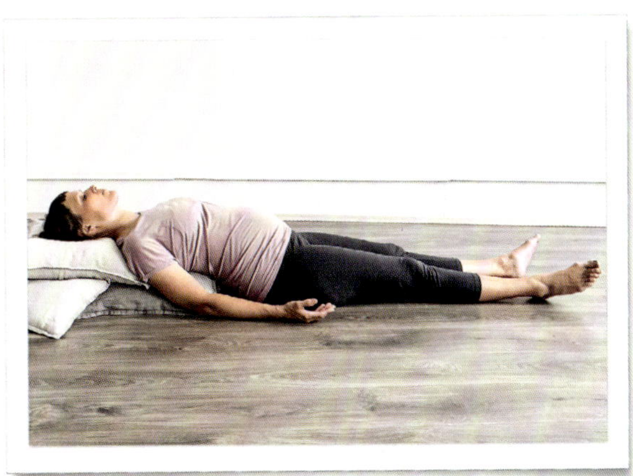

Lege dich entspannt hin. Alle Varianten des Liegens sind toll: Seitenlage, Rückenlage mit leicht erhöhtem Oberkörper, Beine an die Wand gelehnt oder auf der Couch.

Während du entspannst, bringe die Wahrnehmung zum Atem und spüre, wie er ein- und ausströmt.

Visualisiere, wie mit dir und deinem Baby auch dein Partner und Geschwisterkind(er) auf der Matte liegen. Deine ganze Familie entspannt mit dir. Ganesha bereitet euch nicht nur den Weg, sondern spendet euch auch Schutz und Licht.

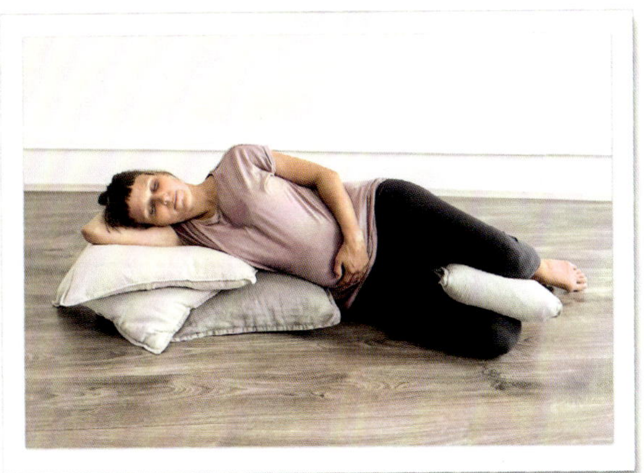

Stelle dir einen großen goldenen Lichtkreis vor. Der strahlend goldene Kreis umhüllt euch, bis ihr vollkommen von goldenem Licht umgeben seid. Dieses goldene Licht fließt nicht nur um dich und euch herum, sondern auch durch euch hindurch und erfüllt euch komplett. Einfach überall ist warmes, strahlendes goldenes Licht. Bade in diesem goldenen Licht und spüre die Kraft des Kreises. Dieser Kreis schützt dich und deine Familie vor negativen Einflüssen, vor zu vielen Gedanken und einfach allem, was ihr gerade nicht gebrauchen könnt.

Du kannst hier so lange liegen bleiben, wie du möchtest, und in dem goldenen Lichtkreis entspannen. Wenn es Zeit ist, die Meditation zu beenden, erinnere dich daran, dass du immer in den Schutz des Kreises zurückkommen kannst.

Für die Zeit *danach*

Rückbildungs-Ratgeber

Das ist gerade los bei dir

Schwangerschaft und Geburt liegen nun hinter dir. Ich bin unglaublich stolz auf dich. Du hast das Ding gerockt und bist jetzt stolze Mama eines zauberhaften neuen Erdenbürgers. Die ersten Wochen warst du wahrscheinlich ganz in deiner Baby-Blase und konntest hoffentlich zur Ruhe kommen. Dann kann es jetzt losgehen mit der Rückbildung und dem Wiederankommen in deinem Körper.

Was hat der Körper da Unfassbares geleistet? Während der Geburt hat er sich geöffnet, und dein Baby durfte durch dich das Licht der Welt erblicken. Mit dem Öffnen ging ein großer Energieverlust einher. Diese Energie darfst du jetzt langsam wieder aufbauen. Dein Körper ist in der Rückbildung darauf ausgerichtet, zu regenerieren und in seine volle Kraft zurückzukommen.

Das ist leichter gesagt als getan. Denn ab sofort gibt dein Baby den Takt an. Es will gekuschelt, gewickelt und gefüttert werden. Du bist vielleicht gerade dabei, eure Stillbeziehung aufzubauen, oder lernst, wie ein Baby überhaupt angezogen wird. Die ersten schlaflosen Nächte hast du wahrscheinlich auch schon hinter dir. Unfassbar, wie wenig Schlaf man auf einmal braucht, oder?

Bei alldem ist es gar nicht so einfach, Zeit für sich, seine eigenen Bedürfnisse und vor allem die Rückbildung zu finden. Vor einiger Zeit hat sich alles um dich und deine Schwangerschaft gedreht. Jetzt geht es nur noch um dein Baby.

Ich erinnere mich noch gut, wie mein erstes Kind mit sauberen stylishen Klamotten daherkam und ich daneben mit den alten löchrigen Schwangerschaftsklamotten (der Lebenszyklus der Kleidung reicht halt auch nur für maximal 40 Wochen!) keinen Stylingpreis gewonnen habe. Das verdeutlicht, wer da im Fokus steht.

So fühlst du dich wieder wohl

Du kennst mit Sicherheit den Spruch: Neun Monate kommt's, neun Monate geht's. Was für ein Quatsch. Ich kenne soooo viele Mamas, die länger als neun Monate gebraucht haben, bis sie sich in ihrem Körper wieder wohlgefühlt haben. Nach der Geburt meines Sohnes waren es mindestens eineinhalb Jahre. Das soll dich nicht entmutigen, sondern dir den Druck nehmen, dass sofort alles funktionieren muss.

Von vielen Mamas höre ich oft, dass sich der Körper nach einer Schwangerschaft und Geburt einfach fremd anfühlt. Irgendwie nicht so richtig zugehörig. Auf einmal ist kein Baby mehr darin. Da macht die ganze Haut am Bauch keinen Sinn mehr, und die Dehnungsstreifen nerven nur.

Verabschiede dich bitte von gewissen Bildern in deinem Kopf. Eine Freundin mit ihrer zuckersüßen Tochter auf dem Arm hat mir kürzlich erst erzählt, wie peinlich es ihr ist, wie sie manchmal rumläuft. Es gebe Tage, da schafft sie es gerade mal so, ihre Haare zu kämmen. Sie beneide die Mamis auf Instagram, die immer top gestylt sind. Na ja, zum einen gibt es viel Wichtigeres als perfektes Styling. Zum anderen will ich nicht wissen, was dort jenseits des Fotoausschnitts los ist. Da türmen sich mit Sicherheit genauso die Wäscheberge.

Ich habe lange überlegt, was ich dir zum Thema »im Körper wieder wohlfühlen« mitgeben soll. Sich zu vergegenwärtigen, was du alles geleistet hast und wie großartig du das gerade wuppst, ist zwar schön und gut. Das muss man sich wirklich vor Augen führen. Aber manchmal will man davon nichts hören und bloß wieder in die Lieblingsjeans passen, auf dem Trampolin rumhüpfen oder seinen gewohnten Sport machen.

Auch das »After Baby Body«-Gefasel nervt. Was soll das? Ich bin nicht im »After Baby«-, ich bin »Mitten im Baby«-Body. Denn wäre ich »After Baby«, hätte ich ausreichend Schlaf, Zeit für Sport und würde mich nicht nur von Butterbrot ernähren.

Denise sagte im Interview, sie hat jetzt einen »transformierten Körper«. Das finde ich wirklich schön. Nicht mehr ganz taufrisch wie davor, aber gereift, weise und so unglaublich liebenswert.

Doch was ist nun die Formel zum Wohlfühlen? Meiner Meinung nach braucht es eine liebevolle Einstellung zum eigenen Körper, gepaart mit viel Ruhe, Zeit und der passenden Rückbildung.

Yoga-*Wunderkiste*

Kraftvoll mit den Rückbildungs-Quickies

Die Rückbildung ist darauf ausgelegt, den Körper nach dem großen Weitwerden zu zentrieren und in eine gute Funktionalität zurückzuführen. Beckenboden, Bauch und Rücken stehen klar im Spotlight.

Bitte warte nach einer spontanen Geburt ca. sechs Wochen und nach einem Kaiserschnitt ca. zwölf Wochen, bis du mit der Rückbildung beginnst. Du solltest auf jeden Fall beschwerdefrei sein.

Deine Hebamme hat dir bestimmt schon Übungen für das Wochenbett gezeigt. Ich habe dir zusätzlich markiert, mit welchen Rückbildungs-Quickies du bereits im Wochenbett starten kannst.

Bitte sei sehr achtsam mit dir und der Intensität deines Übens. Lieber langsam und kontinuierlich, als zu viel auf einmal.

Gönne dir die Zeit, die du brauchst. Nimm dir täglich eine kleine Pause nur für dich. Ich weiß, das ist nicht immer leicht, aber sehr wichtig.

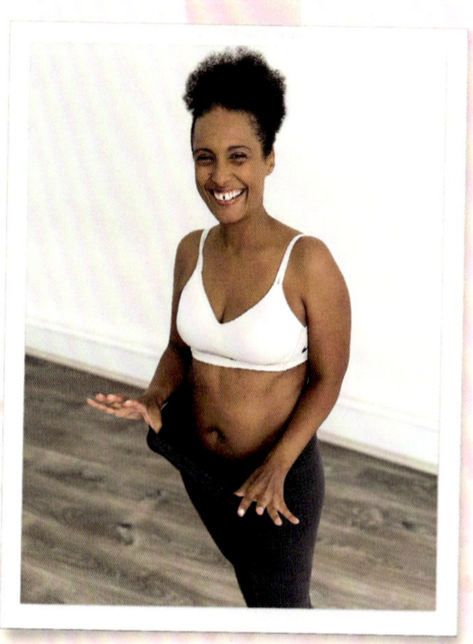

Dos and Don'ts im Rückbildungsyoga

- **Slow down:** Bitte lasse dir für die Regeneration Zeit. Zu viel oder zu schnell ist nicht ratsam. Dein Körper hat die Zeit verdient, die er jetzt braucht.
- **Grenzen spüren:** Gehe nur so weit, wie es sich für deinen Körper richtig anfühlt. Gehe nicht über deine Grenzen hinaus und gönne dir ausreichend Pausen zwischen den Übungen.
- **Verweildauer in den Asanas:** Solange du in der jeweiligen Asana relaxt atmen kannst, ist alles genau richtig. Wird der Atem unruhig, ist das ein Zeichen dafür, dass du die Asana zu lange oder intensiv hältst. Falls du einen Orientierungswert für die Länge brauchst, die du in einer Position bleiben kannst: Starte mit vier Atemzügen – ist das gut möglich, und du fühlst dich wohl, gehe auf fünf, sechs Atemzüge usw.
- **Keine Crunches:** Achte weiterhin darauf, über die Seite nach unten in die Rückenlage zu kommen. Andersherum natürlich auch. Alles andere bedeutet zu viel Stress für den Beckenboden und die Bauchmuskeln. Auch Bauchübungen mit Crunches unbedingt weglassen.
- **Tiefe Dehnungen:** Der Fokus liegt auf der Kräftigung des Körpers. Bitte vermeide intensive Dehnungen.
- **Rückbeugen:** Hattest du einen Kaiserschnitt? Dann lasse die öffnenden Rückbeugen bitte weg. Dein Gewebe am Bauch ist noch sehr schwach.

Dann kann es ja losgehen.
Hier kommen meine Lieblingsübungen
für die Rückbildung:

Beckenboden – *Wo bist du?*

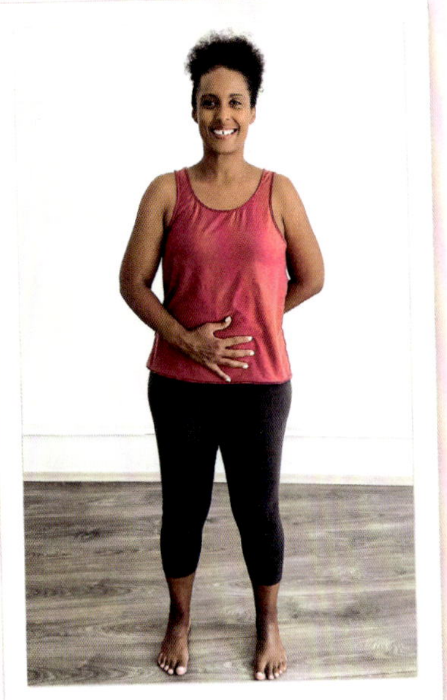

Hallo 1

Der Kiefer als Verbündeter des Beckenbodens unterstützt bei dieser Übung tatkräftig. Genauer gesagt ist es hier im Speziellen der Kehlkopf. Spüre in das Becken. Beginne ein »ZZZZ« zu tönen. Ein lautes und kräftiges »ZZZZ«. Wie ein kleiner Bienenschwarm, der durch dein Becken fliegt. Spüre bewusst zu deinem Beckenboden. (Wochenbettgeeignet!)

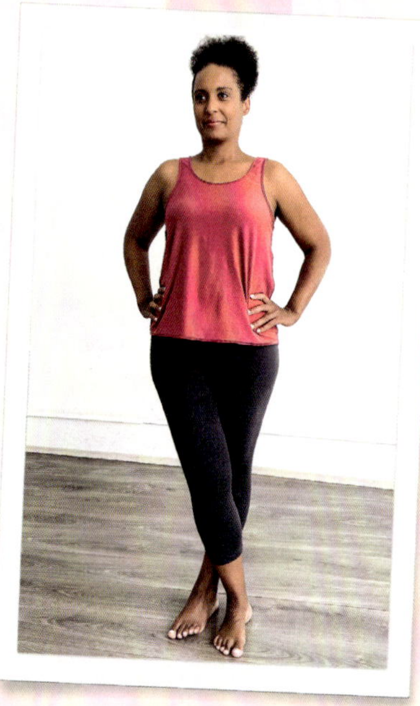

Hallo 2

Auch der zweite Verbündete, die Füße, leisten einen wertvollen Beitrag zur Rückbildung des Beckenbodens.

Überkreuze die Beine im Stand und richte dabei das Becken auf. Mache den Körper lang und groß.

Erde nun zuerst die Füße, insbesondere die Groß- und Kleinzehballen sowie die Fersen. Versuche dann, die Fußgewölbe zu aktivieren und sanft nach oben anzuheben. Hierdurch hebt sich auch der Beckenboden an. Als Nächstes komme einatmend auf die Zehenspitzen und ausatmend wieder nach unten. Übe diesen Ablauf einige Runden und wechsle dann die Seite.

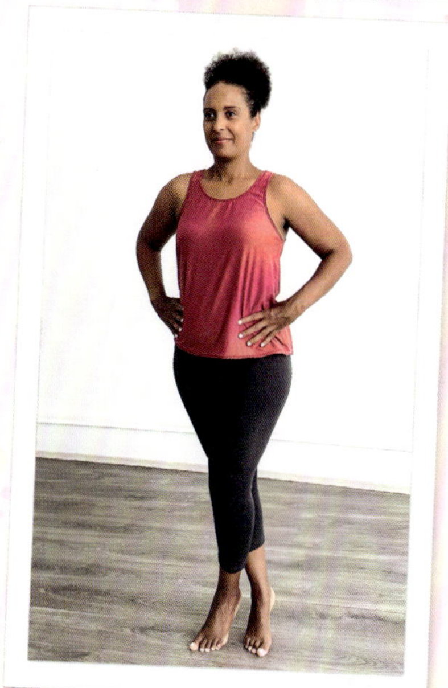

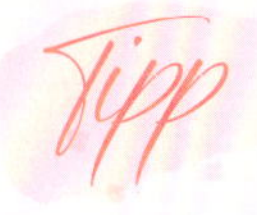

Falls es sehr wackelt, stütze dich mit einer Hand an der Wand ab.

Hallo 3

Bleibe im Stehen und mache mit den Händen eine Schale. Führe die Hände nach oben (Handflächen zeigen nach oben) und unten (Handflächen zeigen nach unten). Atme dabei so, dass du beim Nach-oben-Führen ausatmest und beim Nach-unten-Führen einatmest. Ich weiß, das ist auf den ersten Atemzug ungewohnt. Du kommst bestimmt in den Fluss. Diese Übung hilft dir auf subtile Weise, den Beckenboden durch den Atem zu stimulieren. Die Handbewegung unterstützt den natürlichen Auftrieb des Beckenbodens. Beende die Übung nach einigen Runden und entspanne den Beckenboden vollständig.

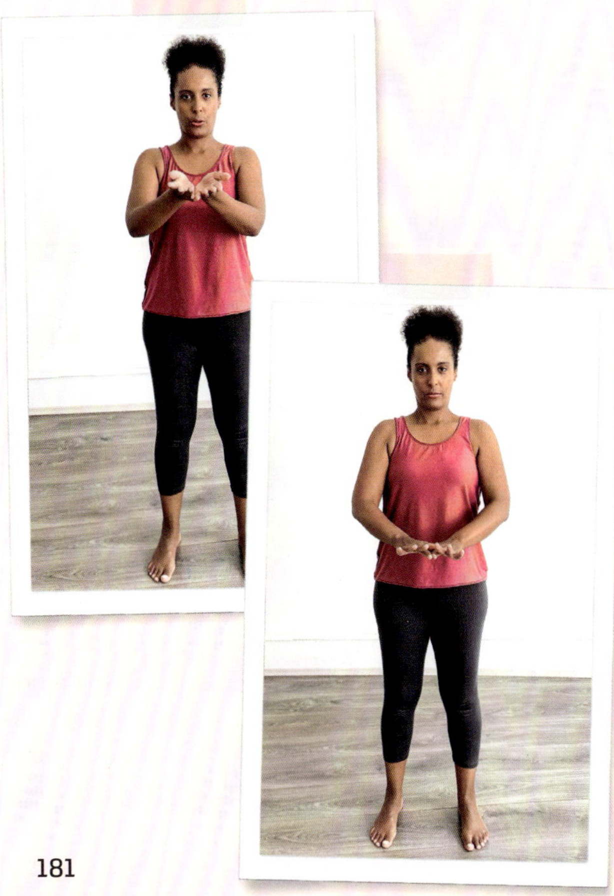

Gestärkte Schultern

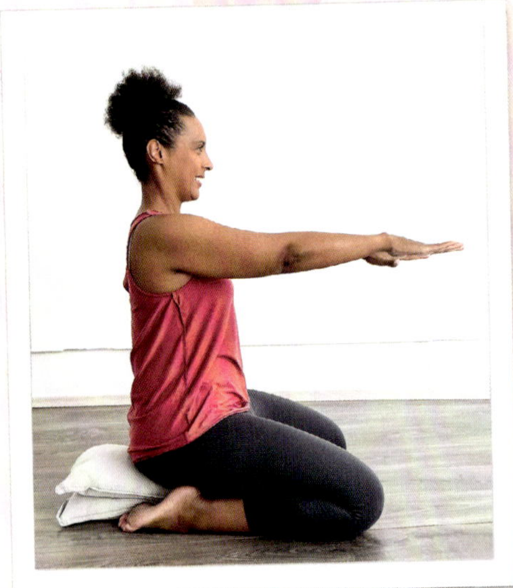

In den nächsten Monaten wirst du dein Baby häufig tragen. Daher lohnt es sich, die Schultern in Schuss zu halten. Setze dich in den Fersensitz. Strecke die Arme auf Schulterhöhe nach vorn aus. Kreise mit den Schultern von hinten nach vorn. Die Arme bleiben dabei gestreckt. Ändere die Richtung nach einigen Runden und kreise weit nach oben, nach hinten, nach unten und nach vorn. Bleibe so lange in der Bewegung, wie es für dich angenehm ist.

Um die Intensität zu steigern, hebe die Arme gestreckt nach oben und mache die Kreisbewegungen. (Im Liegen auch fürs Wochenbett geeignet!)

Nacken-Liebe

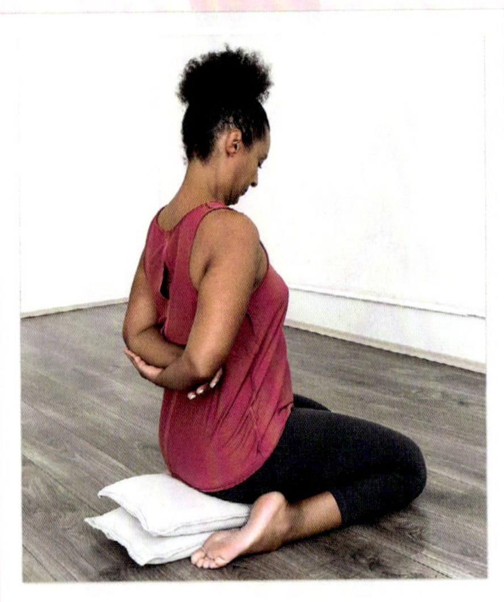

Bleibe in einem aufgerichteten Sitz. Greife hinter dem Körper die gegenüberliegenden Ellenbogen. Lasse die Arme schwer werden und entspanne die Schultern. Spüre eine angenehme Dehnung im kompletten Schulterbereich.

Senke das Kinn in Richtung Brustkorb und atme ruhig weiter. Die Dehnung breitet sich im ganzen Nacken aus. Damit der Nacken noch besser loslassen kann, atme sanft über den Mund aus. Genieße, solange du möchtest.

Catch me, *if you can*

Baue den Vierfüßlerstand auf. Der Rücken ist gerade, und das Steißbein gleitet sanft nach unten. Ziehe aktiv den Beckenboden und den unteren Bauch nach innen und oben.

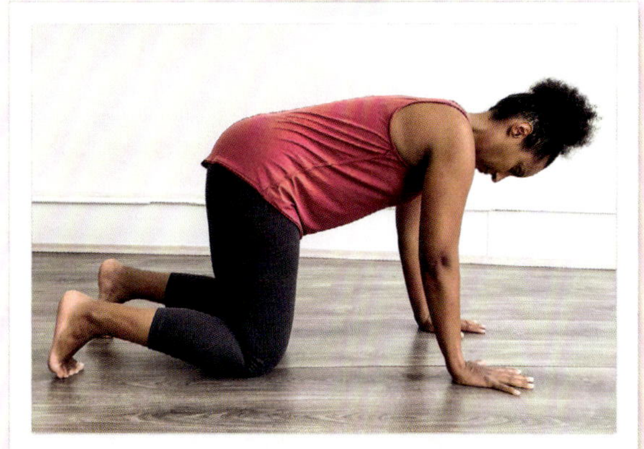

Mit der nächsten Ausatmung stelle dir vor, wie die rechte Hand und das linke Knie zusammenkommen – ohne dass du von außen eine Bewegung siehst. Die beiden versuchen, sich zu treffen. Schaffen es aber nicht.

Mit der Einatmung entspanne dich wieder. Und dann andersherum.

Fliegende Knie

Halte weiterhin sanft die Aktivität in Beckenboden und Bauch. Hebe die Knie etwa zwei Zentimeter an. Atme weiter.

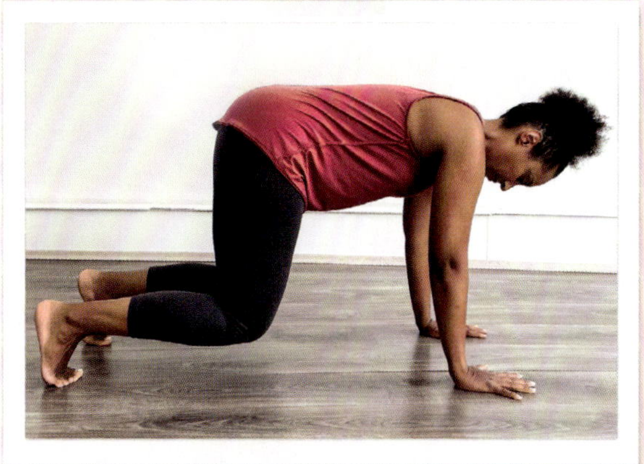

Bleibe in dieser Haltung, solange es heute für dich geht.

Setze im Anschluss die Knie ab und gönne dir eine kleine Pause.

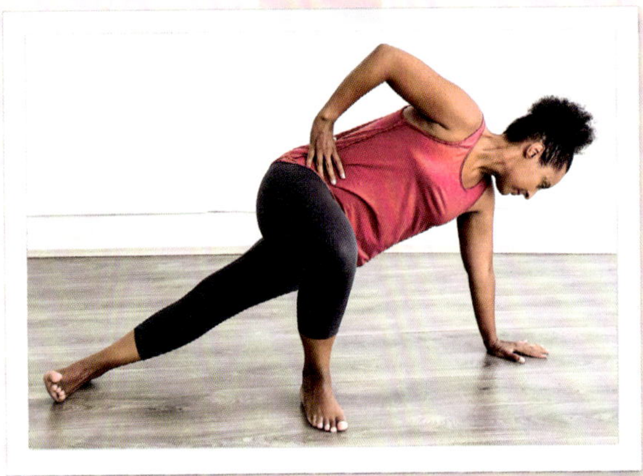

Im Seitstütz

Du bist noch im Vierfüßlerstand und aktivierst den Beckenboden und die Mitte liebevoll nach innen und oben.

Bleibe auf der linken Hand und öffne dich nach rechts. Das untere Bein ist lang. Die Fußaußenkante steht auf. Das obere Bein ist vor dir fest auf dem Boden. Lege die rechte Hand an die Hüfte.

Führe dann das Becken leicht nach unten und hebe es kontrolliert wieder an. Am Anfang bitte nur wenige Wiederholungen, sodass du nicht die Kontrolle über die Asana verlierst.

Richte dich danach auf der anderen Seite ein. Schenke dir im Anschluss etwas Stille.

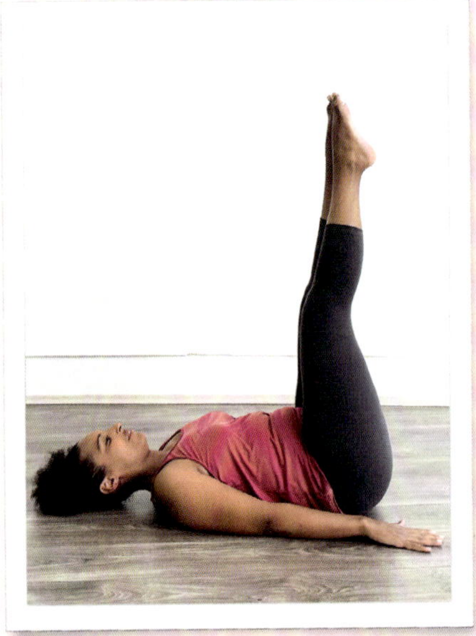

Kreise malen

Lege dich über die Seite in Rückenlage auf den Boden. Hebe die Beine an und strecke sie nach oben.

Male mit den Füßen kontrollierte Kreise an die Decke. Es ist egal, wie groß die gemalten Kreise sind. Wichtig ist, dass die Bewegung komplett aus der Körpermitte kommt.

Konzentriere dich auf deine Körpermitte und lasse die Bewegung von hier entstehen.

Male die Kreise in beide Richtungen und hole dir zum Abschluss die Knie an den Körper ran. Verweile.

In der Drehlage

Stelle die Füße in Rückenlage auf. Die Arme breitest du auf Schulterhöhe aus. Entspanne die Schultern in die Erde. Setze den Po ein Stück nach links und senke beide Knie nach rechts ab. Den Kopf kannst du gerade lassen oder nach links drehen.

Du musst nicht viel tun, außer die Schwerkraft anzunehmen und dich in die Matte sinken zu lassen. Halte für einige Atemrunden und übe dann die andere Seite. (Wochenbettgeeignet!)

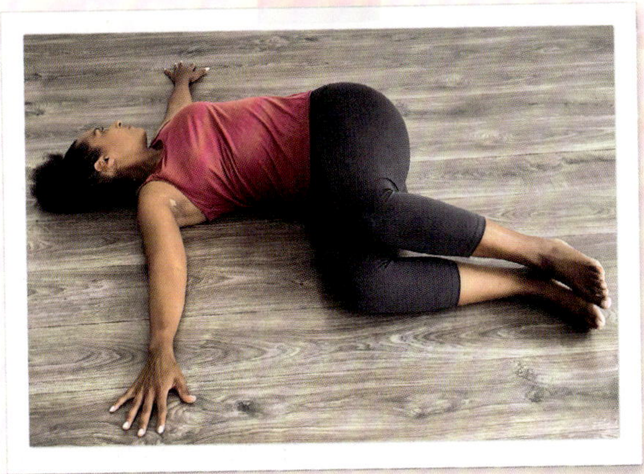

Bleibe an der Rückbildung dran und nimm dir so viel Zeit, wie du brauchst!

Yoga-Videos, Kontakt *und mehr*

Die Webseite zum Buch:
www.yoga-in-der-schwangerschaft.info

Auf der Webseite findest du vier Yoga-Videos zur Einführung ins Schwangerschafts-Yoga sowie zu ausgewählten Übungen aus dem Buch (siehe auch Seite 144). Gib im Login-Bereich »Für Leserinnen« das Passwort »yogaliebe« ein. Auf der Seite findest du außerdem Spannendes rund um das Thema Yoga und Schwangerschaft.

Es lohnt sich vorbeizuschauen.

Du hast Fragen zum Buch oder möchtest Kontakt aufnehmen?
Schreibe eine E-Mail an:
jeanette@ganesha-yogalounge.de

Danksagung

Liebe Leserin, es bedeutet mir viel, dich während deiner Schwangerschaft begleiten zu dürfen. Danke für dein Vertrauen.

Dieses Buch ist ein Gemeinschaftswerk

Liebe Tine, du hast für die Fotos einen unfassbar tollen Look kreiert, mir immer wieder neue Ideen geschenkt und das Buch auch zu deinem gemacht. Danke für dein Engagement und deine Hingabe.

Liebes Verlagsteam, lieber Raphael Mankau, liebe Julia Feldbaum und liebe Lydia Kühn, ihr habt so viel Arbeit in dieses Buch gesteckt und seid immer wieder auf meine Wünsche eingegangen. Das schätze ich sehr wert. Danke.

Liebe Mädels-Talk-Crew, liebe Noel, Désirée und Marija, ihr habt dem Buch ein Gesicht gegeben. Ihr wart wunderbar. Danke für eure Offenheit und die Einblicke in diese besondere Zeit eures Lebens.

Liebe Denise, mit dir an meiner Seite kann ja eigentlich nichts mehr schiefgehen. Danke für dich in diesem Buch und danke für deine Freundschaft.

Liebe Ulla, meine wunderbare Mentorin. Hättest du mich nicht davon überzeugt, auf den Abschicken-Knopf zu drücken, dann gäbe es das Buch heute nicht. Du hast als Erste an mich geglaubt. Dafür bin ich dir von Herzen dankbar!

Dieses Buch wäre ohne euch nie möglich gewesen

Lieber Levi, liebe Alma, mit euch beiden durfte ich schwanger sein, eure Tritte spüren und mit euch das Wunder der Geburt erleben. Danke, dass ihr mich jeden Tags aufs Neue lehrt, eine Mama zu sein!

Lieber Mario, unser Familien-Team ist natürlich nur mit dir perfekt. Du hast mich und meine Launen in den Schwangerschaften begleitet, und zwei Geburten haben uns beide staunen lassen. Ohne dich wäre dieses Buch nicht entstanden und das Leben nur halb so schön. Danke!

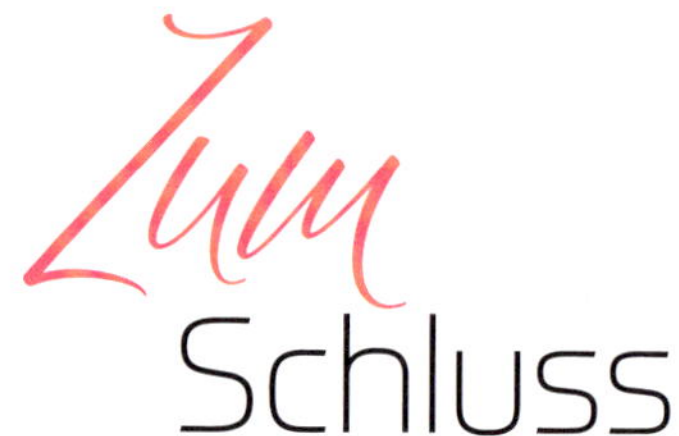

Zum Schluss

Ich wünsche mir von Herzen, dass der Funke für eine lebenslange Yogaliebe auf dich übergesprungen ist und du durch die vielen Übungen in diesem Buch gemerkt hast, wie gut Yoga tut. Nicht nur in der intensiven Zeit vor und nach der Schwangerschaft, sondern eigentlich in jeder Lebensphase. Ich hoffe sehr, meine eigenen Erfahrungen und der Mädels-Talk haben dir gezeigt, dass du nicht allein bist und wir als Frauen oft das Gleiche erleben und fühlen und uns gegenseitig unterstützen können. Es ist und bleibt eine aufregende Phase im Leben einer Frau, und du hast alles, was du brauchst, um gestärkt in deiner Schwangerschaft zu sein, in der Geburt und später als Mama.

Es war mir eine große Freude, dich auf deiner ganz persönlichen Reise ein Stück zu begleiten. Finde nun deinen eigenen Weg. Nur Mut, vertraue in dich und deine Fähigkeiten. Du machst das genau richtig.

Lasse uns in Kontakt bleiben:
www.instagram.com/jeanetteluft/

Ganesha Yoga Lounge
www.ganesha-yogalounge.de
www.instagram.com/ganesha.yoga.lounge/

Register

Bücher, die den
Horizont erweitern

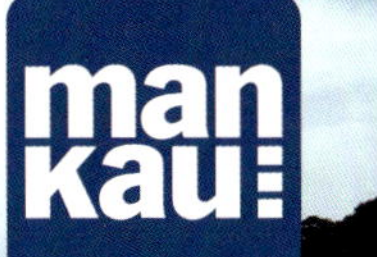

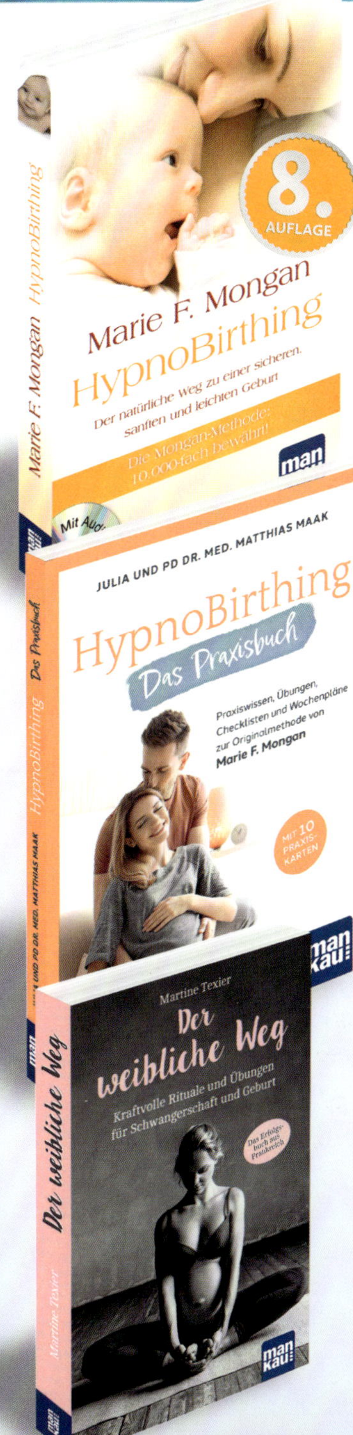

Marie F. Mongan

HypnoBirthing

Der natürliche Weg zu einer sicheren, sanften und leichten Geburt. Die Original-Methode!

19,95 € (D) / 20,60 € (A), ISBN 978-3-938396-20-9
Klappenbroschur mit Audio-CD, 318 Seiten

»Verschreckt durch zahllose Horror-Geburtsgeschichten suchte ich nach einer besseren, positiven Alternative. Im Internet fand ich besonders viele schöne Geburtsberichte in Verbindung mit HypnoBirthing von Marie Mongan. Ich probierte es aus und HypnoBirthing bescherte mir zwei großartige, einfache Geburten, die ich immer in wunderbarer Erinnerung behalten werde.«

Claudia Mund, zweifache HypnoBirthing-Mutter

Julia Maak / Dr. med. Matthias Maak

HypnoBirthing. Das Praxisbuch

Praxiswissen, Übungen, Checklisten und Wochenpläne zur Originalmethode von Marie F. Mongan

22,– € (D) / 22,70 € (A), ISBN 978-3-86374-658-2
Klappenbroschur, mit 10 Praxiskarten, 157 Seiten

Das Praxisbuch für werdende Eltern: Entdeckt das volle Potenzial des HypnoBirthing-Schatzes! Bewährte, leicht umsetzbare Übungen helfen euch, tiefe Entspannung in euch zu verankern, eure Intuition zu wecken und mit viel Vorfreude die Eigenverantwortung für das Wohlergehen eures Kindes zu übernehmen.

Martine Texier

Der weibliche Weg

Kraftvolle Rituale und Übungen für Schwangerschaft und Geburt

15,95 € (D) / 16,40 € (A), ISBN 978-3-86374-481-6
Klappenbroschur, 302 Seiten

»Die Übungen im Buch können individuell für jede Frau zusammengestellt werden. Denn es gibt eben nicht den einen richtigen Weg, sondern 1000 Wege. Mit diesen Übungen können Schwangere ihren Körper besser kennen und fühlen lernen und sich an der Geburt aktiv beteiligen.«

Österreichische Hebammenzeitung

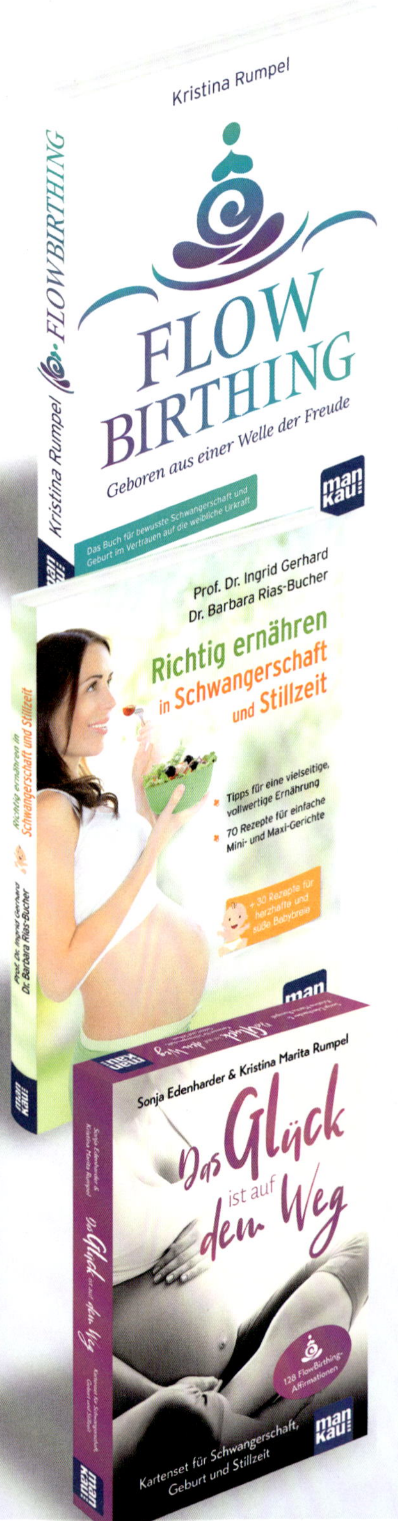

Kristina Marita Rumpel

FLOWBIRTHING – GEBOREN AUS EINER WELLE DER FREUDE

Das Buch für bewusste Schwangerschaft und Geburt im Vertrauen auf die weibliche Urkraft

18,90 € (D) / 19,50 € (A), ISBN 978-3-86374-234-8
Klappenbroschur, durchgehend farbig, 158 Seiten

»Dieses liebevoll gestaltete Buch für alle Frauen, die eine natürliche und selbstbestimmte Geburt anstreben, lenkt den Fokus auf das Freudvolle an Schwangerschaft und Geburt. Frau Rumpel untermauert in ihrem Buch uraltes Frauenwissen mit neuesten wissenschaftlichen Erkenntnissen und ermutigt so die Frauen, wieder in ihre eigene Kraft und ins Urvertrauen zu kommen.« Claudia Braunstein, NANAYA Wien

Prof. Dr. Ingrid Gerhard / Dr. Barbara Rias-Bucher

Richtig ernähren in Schwangerschaft und Stillzeit

- Tipps für eine vielseitige, vollwertige Ernährung
- 70 Rezepte für einfache Mini- und Maxi-Gerichte
- 30 Rezepte für herzhafte und süße Babybreie

15,95 € (D) / 16,40 € (A), ISBN 978-3-86374-308-6
Flexobroschur, durchgehend farbig, 174 Seiten

»(...) Die aufwendige und hervorragende Gestaltung, und vor allem die Tabellen mit Informationen, was gute Lebensmittel sind und was diese in der Schwangerschaft bewirken, machen dieses Nachschlagewerk zu einem ›Must- Have‹ für die werdende Mutter.« Prisma Franken

Sonja Edenharder / Kristina Marita Rumpel

Das Glück ist auf dem Weg 128 FlowBirthing-Affirmationen

Kartenset für Schwangerschaft, Geburt und Stillzeit

24,95 € (D) / 25,70 € (A), ISBN 978-3-86374-534-9
Kartenset mit 128 Karten, Kartenformat 79 x 120 mm, farbig, 16-seitiges Booklet

Das FlowBirthing-Kartenset begleitet dich durch Schwangerschaft, Geburt, Wochenbett und Stillzeit. Die Affirmationskarten bringen dich in deine Kraft, wecken Optimismus, lösen Zweifel und Blockaden auf, helfen bei der Ablösung von falschen Vorbildern und alten Wertvorstellungen, fördern Ruhe und Entspannung und lassen euch Wesen und Wesentliches des Lebens begreifen.

Unsere Bücher erhalten Sie bei Ihrem Buchhändler!
Besuchen Sie auch unsere Internetseite mit Bestellmöglichkeit, Autoren-Videos, Leseproben, Veranstaltungstipps und Newsletter: **www.mankau-verlag.de**

mankau